Gitta Hauch

„Der Doktor hat gesagt, es ist psychosomatisch ..."

Kinderpsychosomatik für Eltern,
Therapeuten und alle, die neugierig sind

Widmung

Dass aus meinen Erfahrungen und meinem Erleben ein Buch wurde, verdanke ich den spannenden Auseinandersetzungen mit Dr. med. E. Lang, meinem Ratgeber und Freund.

Ihm gilt mein tiefer Dank – nicht nur für seine Geduld und Ermutigung, wenn ich einen meiner vielen „Querwege" ging und meine „Freiheit des Denkens und Handelns" die seine manchmal arg strapazierte, sondern auch für die fortwährende Unterstützung.

Die Personen in diesem Buch sind nicht erfunden. Mit Sorgfalt habe ich mich bemüht, ihre Identität zu schützen. Ihnen allen gilt mein tief empfundener Dank, für das Vertrauen, das sie mir schenkten und für die Möglichkeit, mit ihnen zu lernen.

Gitta Hauch

Gitta Hauch

„Der Doktor hat gesagt, es ist psychosomatisch ..."

Kinderpsychosomatik für Eltern, Therapeuten und alle, die neugierig sind

 verlag modernes lernen - Dortmund

© 2004 verlag modernes lernen, Borgmann KG, D-44139 Dortmund

Herstellung: Löer Druck GmbH, Dortmund

Titelbild: Heike Gierschner, Münster

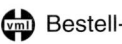 Bestell-Nr. 4324   ISBN 3-8080-0581-5

Inhalt

Vorwort

Psychosomatisch – Das Wort wird oft genug als Bedrohung empfunden, und manchen Eltern wäre eine handfeste medizinische Diagnose für die Beschwerden ihres Kindes lieber als diese Mitteilung. Eltern, die sich mit dieser Diagnose oder dem Hinweis konfrontiert sehen, sind zunächst einmal beunruhigt, oft haben sie Angst oder empfinden Schuldgefühle. Die Vorsilbe „Psycho" ist mit Vorurteilen behaftet und suggeriert fälschlicherweise, dass das Kind „im Kopf" irgendwie nicht ganz in Ordnung ist.

In diesem Buch habe ich mir das Ziel gesetzt, unter Verzicht auf die oft abschreckende Sprache der „Experten", das Entstehen und den Sinn von psychosomatischen Symptomen und Erkrankungen zu beleuchten. Ich möchte das diagnostische Vorgehen durchsichtig und die Maßnahmen der Therapie nachvollziehbar machen.

Relativ gesicherte „Marksteine" – wie die neuesten Erkenntnisse der Entwicklungspsychologie, -biologie und der Hirnforschung – stützen die Aussagen dieses Buches, und sie verknüpfen es mit denen anderer Praktiker und Theoretiker. Aber natürlich bestimmt mein beruflicher und persönlicher Werdegang meine Sicht- und Arbeitsweise.

Ich lasse ein fiktives Elternpaar zu Wort kommen, – das heißt, zunächst nur die Mutter, die dem Vater etwas berichtet. Im realen Leben treten die Väter in Diagnostik und Therapie ihrer psychosomatisch erkrankten Kinder zumeist etwas später und etwas zögerlicher in Erscheinung als die Mütter. Und so müssen sie sich auch in diesem Buch ein wenig gedulden, bevor sie in ihrem Beitrag und in ihrer Bedeutung gewürdigt werden. Die wenigen „Ausnahmeväter" werden mir mein Vorgehen verzeihen!

Die fiktive Mutter – und später auch der Vater – thematisieren die Fragen und Gedanken zur „Psychosomatik" aus elterlicher Sicht. Der klinisch-theoretische Hintergrund ist jeweils darauf bezogen, aber deutlich abgesetzt, so dass Leserinnen und Leser ihn nach Belieben überspringen können, ohne den Faden des Buches zu verlieren. Verdeutlichend sind immer wieder Fallbeispiele eingefügt.

Eltern können aus diesem Buch die Fragen mitnehmen, die sie bei Ärzten und Therapeuten stellen wollen und sollten. Sie und andere Neugierige werden sich während des Lesens wahrscheinlich berührt und verwirrt fühlen, oder sie werden staunen ...

„Der Doktor hat gesagt, es ist psychosomatisch ..."

„Was er gesagt hat? – Er hat gesagt: Es ist psychosomatisch! Und: Er könne nichts finden! Was heißt das denn jetzt? Ist unser Kind nicht normal? Muss es in die Psychiatrie? Haben wir was falsch gemacht? Sag jetzt nicht, es liegt daran, dass ich so früh wieder arbeiten gegangen bin. Das glaube ich nicht, das tun andere auch! Da glaube ich schon eher, es liegt daran, dass du nie zuhause warst. Immer war deine Arbeit wichtiger als die Kinder! Bitte? – Wohl stimmt das! – Aber vielleicht liegt so was auch an den Genen, man hört doch soviel! Denk mal an deine Mutter, die war doch auch immer leidend. Nein, mit meiner Schwester, das war etwas anderes, die war doch als Kind so lange im Krankenhaus, – und da hat die sich ihren Knacks geholt. – Nein, das ist aber jetzt unfair! Ich habe unser Kind nicht in Watte gepackt, nein, auch nicht als Säugling! Oder, wenn du das so nennen willst, – bitte! aber ich lasse einen Säugling nicht schreien. Die haben doch was, wenn die so schreien. – Weiß ich selber, dass Britta nichts hatte. Mir ist aber meine Beziehung zu meinem Kind wichtig! Was? Glukken nennst du das? Ich war besorgt, ich habe mich gekümmert! Und jetzt komm mir nicht mit deinem „rauhen Wind", den Kinder auch erleben müssen, nur weil du es als Kind schwer gehabt hast und sich keiner um dich kümmern konnte.

Erzähl das bloß noch nicht deinen Eltern, von wegen „psychosomatisch" bei Britta. Deine Mutter hat mir sowieso nie zugetraut, die Kinder richtig zu erziehen. Aber was machen wir denn jetzt, wenn das wirklich so ist? Was heißt denn das?"

So oder so ähnlich mögen sich Gespräche in einer Familie anhören, die soeben durch ihren Kinderarzt erfahren hat, die Beschwerden des Kindes seien vermutlich psychosomatisch. Das Wort trifft genau das, worum es geht, aber gleichzeitig nährt es all die Vorurteile und Falschinformationen, die mit der Vorsilbe „Psycho-" verbunden sind: „Psycho ..." erinnert an Psychiatrie, und Psychiatrie heißt landläufig: Da ist jemand nicht ganz richtig im Kopf. So steht die Frage riesengroß im Raum: Wie kann die Kinderärz-

tin, der Kinderarzt die Bauchschmerzen des Kindes, die Kopfschmerzen, die Nahrungsverweigerung, das Einnässen oder Einkoten oder die Luftnot in Verbindung bringen mit Irgendwie-nicht-
ganz-normal-Sein. Aber das tun Kinderärztin und Kinderarzt gerade nicht und das möchte auch das Wort „psychosomatisch" gerade nicht ausdrücken!

Psyche ist die Seele, *Soma* der Körper. In der Psychosomatik spricht
die Seele (unser Gefühl) durch den Körper. Wir alle kennen das
und es ist völlig normal: Wenn wir Angst haben, wird uns flau,
und der Körper wird starr und eng. Wenn wir uns schämen, werden wir rot, wenn wir erschrecken, werden wir blass, und das
Herz schlägt schneller. Wenn wir aufgeregt sind, sind wir innerlich angespannt und atmen nur noch flach. Wenn wir richtig wütend sind, ist es wie ein heißer Blitz unter dem Brustbein und
alles drängt zum Handeln. Zu viele und über einen zu langen
Zeitraum bestehende negative Gefühle machen Stress. Stress ist
nicht nur ein Gefühl von Hetze und Anspannung, sondern es hat
auch eine somatische, das heißt körperliche Seite: Zum Beispiel
tummeln sich Stresshormone in hoher Konzentration in unseren
Blutbahnen und verändern kurzzeitig oder lang andauernd, also
chronisch, unser inneres Gleichgewicht: Zunächst ändert sich unser Befinden, und irgendwann werden wir vielleicht richtig krank.

In der Psychosomatik gehen wir[1] davon aus, dass das betroffene
Kind sehr früh schwierigen Erfahrungen ausgesetzt war, denen
es nicht genug entgegensetzen konnte und bei deren Verarbei-
tung ihm weder Mutter noch Vater noch ein anderer Mensch ausreichend half oder helfen konnte. Die Anspannung, die es darauf-
hin innerlich aufbaute, bewirkte über kurz oder lang, dass der
Körper sich bemerkbar machte mit Schmerzen, Reaktionen wie
Erbrechen oder Hautausschlägen und handfesten Erkrankungen
wie Asthma bronchiale, Diabetes mellitus, chronischen Darmerkrankungen und vielem mehr. Diese negativen Erfahrungen sind
zumeist schicksalhaft erfolgt – keine Mutter, kein Vater hat
„Schuld" an der eigenen schlimmen Kindheit, an Verlusten und

---

[1] Mit dem „wir" spreche ich für das Team in der Klinik, in der ich arbeite, und für mir
bekannte und weniger bekannte Therapeutinnen und Therapeuten, mit ähnli-
chem Ansatz.

Gewalt, die sie oder er erleiden mussten, die es ihr oder ihm aber später schwer machen, die eigenen Kinder zu schützen und ausreichend mit guten Gefühlen zu versorgen.

Aber kaum fällt das Wort „psychosomatisch", fühlen Eltern sich schuldig: Haben wir etwas falsch gemacht, etwas versäumt? Sie fragen sich nach den Ursachen, Schuldvorwürfe werden hin und her geschoben oder in einsamen Gedanken in den Köpfen gewälzt. Wir werden uns noch ausgiebig dem Wort „Schuld" und diesem Geschehen widmen, aber hören wir zunächst „unseren Eltern" an einem der nächsten Abende zu ...

Neun Monate Vorfreude – und manchmal Angst

„Hör mal! Ich hab mich schlau gemacht im Internet: Psychosomatik heißt Körper-Seele-Einheit! Schon in der Zeit, wo die Kinder noch im Bauch der Mutter sind, passieren da ganz wichtige Sachen. Britta hat da schon ganz viel mitgekriegt. Nicht nur, ob ich mich bewegt habe! Das hat ihr nämlich gut getan, wenn ich in der Hängematte geschaukelt habe oder Sport gemacht habe! Sie hat auch schon ganz früh meine Stimme hören können. Und ihr hat das gut getan, wenn ich ihr etwas vorgesungen habe, – und du hast mich damals ausgelacht! Und sie hat an meiner Stimme gemerkt, wie ich drauf war. – Uff, gut dass wir in der Zeit nicht schon immer gestritten haben! Als Britta in meinem Bauch gerade 8 Monate alt war, war sie schon so gut wie „fertig“ und vorbereitet auf die Geburt. Das ist doch toll! – Als wenn die Natur wüsste: Na ja, es kann ja mal eine Frühgeburt werden, da bin ich mit allem Wichtigen wohl besser schon ein paar Wochen vor der Geburt so weit.

In der frühen Zeit hat Britta auch schon angefangen zu fühlen. Und dafür war alles wichtig, was wir zusammen gemacht haben: Sie hat mich gespürt und sozusagen geantwortet – zum Beispiel hat sie dann gestrampelt. Und ich habe gemerkt, wie sie sich bewegt hat und habe dann meinen Bauch gestreichelt und gesungen, – und ich habe mich über sie gefreut und das war alles ganz wichtig! (Komisch, meine Eltern denken heute noch: Ganz kleine Kinder und Babys fühlen noch nichts – und erst recht nicht, solange sie noch im Bauch sind!) Dadurch hat Britta so etwas wie Vertrauen entwickelt. Und so ein Vertrauen fehlt oft den Kindern, die viel zu früh auf die Welt gekommen sind. Und oft haben die ja zusätzlich noch viel zu wenig Anregungen von außen mitgekriegt, weil die Mütter, wenn sie zu früh Wehen bekommen, oft viele Wochen still liegen müssen. Die Babys im Bauch haben dann nicht genug ausprobieren können, und sie haben sich nicht anpassen müssen an die ganzen Bewegungen der Mutter, wenn sie Hausarbeit macht oder so und an die Geräusche in der Familie. Aber die ganze Angst der Mutter, die haben sie schon mitgekriegt. – Weißt du, was ich glaube? Bei den Frühgeburten ist es nicht nur der Stress, der der

Mutter und irgendwann dann auch dem Kind schadet, sondern es ist auch, weil keiner wirklich hilft, keiner hinguckt, keiner wirklich wissen will... So wie für alle Leute Schwangerschaft und Geburt und die erste Zeit mit einem kleinen Kind immer nur toll sein müssen: Glückliche, entspannte, gut aussehende Mutter, die alles managt, und ein Kind, das sich prächtigst entwickelt ... Haben die eine Ahnung, wie das in Müttern oft aussieht. Ich habe doch damals, als die Angst auftauchte, auch nicht gewagt, jemandem zu sagen, wie es mir wirklich ging!"

Das Baby im Bauch der Mutter beginnt sich schon in der 8. Woche nach der Zeugung zu bewegen. Aber erst in der 16. bis 18. Woche spürt die Mutter erstmalig diese Bewegungen. Zu diesem Zeitpunkt hat das Kind schon begonnen, sein Gleichgewicht zu entwickeln, seinen Tastsinn und tief in sich, durch winzige Nervenpunkte, ein Gefühl für sich selber. Es beginnt zu hören und das Fruchtwasser zu schmecken. Ist das Kind ungefähr 25. Wochen alt, beginnen sich die Augen mit den zugehörigen Hirnnerven zu entwickeln, ebenfalls das Gefühl für Schmerzen, Temperatur und Druck. Mit etwa 32 Wochen ist das Kind so weit entwickelt, dass es atmen, saugen, schlucken, den Kopf drehen und aufmerksam sein kann. Heute werden Kinder bei einer vorzeitigen Geburt schon ab ungefähr der 24. Woche am Leben erhalten. Die Kliniken leisten da Erstaunliches und – neben allen unangenehmen medizinischen Notwendigkeiten – gestalten die Schwestern und Ärzte diese Zeit, die die Babys eigentlich noch im Bauch der Mutter verbringen sollten, oft auch sehr liebevoll. Aber wirklich ersetzen können sie die Erfahrung, die letzten Monate geborgen im Bauch der Mutter zu sein, doch nicht wirklich!

Wenn eine Mutter – aus welchem Grunde auch immer – eine lange Zeit unter hohem Stress steht, gerät auch das Kind unter Stress, da sich der Blutdruck der Mutter ändert, die Menge an Sauerstoff im Blut, und die Menge und Zusammensetzung von Hormonen. Das Kind spürt es, wenn sich der Herzschlag der Mutter, ihre Atmung und die Anspannung ihrer Muskeln verändert, weil sie Angst hat oder wütend ist.

Zu früh zur Welt zu kommen oder zu leicht und zu klein, ist trotz allen medizinischen Fortschritts immer noch ungünstig für die Entwicklung eines Kindes.

Vor allem für die seelische Entwicklung des Kindes wird es schwierig, wenn der Stress über die Geburt hinaus anhält und dadurch ein liebevolles entspanntes Miteinander zwischen Mutter und Kind nicht möglich ist, – oder immer wieder gestört wird.

Als Mona schwanger wurde, war sie dankbar, glücklich … und ängstlich. Würde es dieses Mal gut gehen? Ihr erstes Kind hatte Mona in der zweiundzwanzigsten Schwangerschaftswoche verloren. Nie konnte sie das Entsetzen vergessen. Der Moment, als der Arzt es ihr sagte: „Keine Herztöne mehr. Das Kind ist leider tot!", die Stunden, als man sie an einen Tropf mit Wehen auslösenden Medikamenten schloss und sie das tote Kind zur Welt bringen musste. –

Mona tat alles, was sie konnte, um die Schwangerschaft gut verlaufen zu lassen: Sie schonte sich, gab die Arbeit vorzeitig auf, ernährte sich gesund, machte Entspannungsübungen. Aber je näher die zweiundzwanzigste Schwangerschaftswoche rückte, um so angespannter wurde sie. Eine Woche vor dem Zeitpunkt, an dem ihr erstes Kind in ihrem Bauch gestorben war, teilte ihr der Frauenarzt mit, dass sich der Muttermund leicht geöffnet habe. Mit Erschrecken dachte Mona an das häufige Hartwerden ihres Bauches in den vergangenen Tagen, die leichten Rückenschmerzen … Bitte! Nicht wieder! Mona wurde im Krankenhaus aufgenommen und hatte bis zur zweiunddreißigsten Schwangerschaftswoche strenge Bettruhe einzuhalten. Sie horchte, sie wartete, sie betete. Als sie entlassen wurde, wusste sie, dass das Kind in ihrem Bauch allem Anschein nach gesund war und dank besonderer Medikamente auch eine sehr gute Lebenschance hatte, falls es jetzt kommen sollte. Mona entspannte ein wenig. Ihre Tochter Luca gebar sie in der vierzigsten Schwangerschaftswoche, also zum errechneten Zeitpunkt. Überglücklich nahmen Mona und ihr Mann die kleine Luca mit nach Hause. Ihr Traum hatte sich erfüllt! Wenige Tage nach der Geburt wurde Mona erst traurig, dann ängstlich. Nachts stand sie auf, schlich an die Wiege ihrer Tochter und lauschte auf deren Atem. Ihr schienen nur die Zeitungsartikel in die Hände zu fallen, die über gestorbene Kinder berichteten; sie sah in jeder Fernsehsendung tote, verletzte, bedrohte Kinder. Mona beobachtete sich selber dabei, wie sie immer angespannter und angstvoller wurde – ohne etwas dagegen tun zu können. Mit Sorge registrierte sie jede Lebensäußerung ihrer Tochter: Trank sie genug? War oft genug etwas in der Windel? Warum hielt Luca den Kopf noch nicht selber beim Hochziehen? Warum schrie sie soviel? Was war mit dem Kind nicht in Ordnung? – Alle beruhigenden Worte des Kinderarztes und die Versicherung, dass das Kind zwar etwas „nervös", aber völlig normal entwickelt sei, konnten Mona nicht beruhigen … Als Luca fünf Monate alt war, war sie das, was man ein „Schreibaby" nennt, und Mona am Ende ihrer körperlichen und seelischen Kräfte.

Geburt – die Wege trennen sich,
ein Band bleibt

„Und wenn die Kinder zur Welt kommen, das ist auch wieder wichtig:

Darf die Mutter ihr Kind <u>gebären</u> oder wird sie mit viel Technik <u>entbunden</u>? Manchmal geht das ja nicht anders, ich meine, wenn ein Risiko besteht, aber manchmal macht das auch was kaputt, wenn andere den Ablauf der Geburt bestimmen und soviel Medizin und Technik dabei ist.

Britta hat ja auch ganz schön kämpfen müssen, weißt du noch? Acht Uhr abends waren wir im Krankenhaus, weil ich die Wehen nicht mehr aushalten konnte, acht Uhr morgens war immer noch nichts. Und dann über Stunden dieser Zirkus: Erst was, damit die Wehen nicht so heftig waren, – da hörten sie ganz auf. Dann was, damit sie wieder anfingen, – da waren sie wieder zu stark und Brittas Herztöne zu schwach, Kaiserschnitt ja, Kaiserschnitt nein, – was hat die mitgemacht, bis wir sie im Arm hatten. Ja, du hast recht: Wir haben auch was mitgemacht! Ich kann heute noch nicht gut dran denken. Aber weißt du, als ich sie dann auf dem Bauch hatte und wir uns angeguckt haben und sie dann an meiner Brust eingeschlafen ist, da war, glaube ich, alles für sie wieder gut! Diese ersten Stunden, als es so ganz ruhig war, und wir nur glücklich, – diese Stunden waren ganz wichtig für mein Gefühl, für meine Liebe zu Britta."

Gisela ist eine patente junge Frau von fünfundzwanzig Jahren. Sie ist Erzieherin und liebt ihren Beruf – wegen der Kinder. Sie heiratet ihre Jugendliebe Jochen und wird gleich nach der Hochzeit schwanger. Die Schwangerschaft verläuft völlig unproblematisch. Gisela arbeitet bis zum Zeitpunkt ihres Mutterschutzes, freut sich auf die verbleibenden ruhigen Wochen und bereitet liebevoll alles für das Kind vor.

Als zum errechneten Zeitpunkt die Wehen einsetzen, ist sie sich sicher, die Geburt gut zu meistern, auch wenn sie ein wenig Angst hat vor dem Unbekannten, das jetzt auf sie zukommt. Die Klinik hat sie sich bewusst ausgesucht; sie ist vorher zum Kennenlernen da gewesen. Als sie in dieser Nacht mit ihrem Mann ankommt, empfängt sie hektische Unruhe. Ärzte laufen mit schnellen Schritten die Flure entlang, Schwestern tauchen auf, verschwinden... Endlich hat eine Hebamme kurz Zeit, informiert über die „Stoßzeit! Hängt wohl mit dem Vollmond zusammen, alle wollen heute Nacht ihr Kind kriegen, und Zwillinge sind auch dabei ..." Sie bittet um Verständnis und etwas Geduld und kündigt an, „gleich" zurück zu sein, um Gisela zu untersuchen. Gisela sitzt mit ihrem Mann auf dem Flur, die Wehen werden heftiger, kommen in kürzeren Abständen. Besorgt betrachtet Jochen seine Frau. Als wieder eine Schwester über den Flur läuft, macht er sie auf Giselas Zustand aufmerksam. Die Schwester verspricht, gleich jemanden zu schicken, und läuft weiter. Jochen stützt seine Frau, gemeinsam gehen sie ein paar Schritte auf und ab und bleiben bei jeder Wehe stehen, damit Gisela sie, wie sie es in der Vorbereitung gelernt hat, „wegatmen" kann. Die Schmerzen werden ihr unerträglich. Ganz langsam spürt Gisela Panik aufsteigen. Warum kümmert sich keiner um sie? Dann plötzlich geht alles ganz schnell: Sie spürt das warme Fruchtwasser die Beine hinunterlaufen, gleichzeitig breiten sich Übelkeit und Schwindel in ihr aus. Sie hört Jochen rufen. Dann liegt sie in einem Raum auf einer Liege. Die Hebamme, die sie begrüßt hat, ist da und ein junger Arzt. Die folgende Zeit erlebt Gisela wie in einem Alptraum: Jemand sticht ihr in die Armbeuge, und sie sieht Schläuche und Infusionsflaschen. Neben ihren Kopf werden Apparate gefahren, sie hört das ständige Piepsen einer Maschine. Satzfetzen dringen zu ihr durch: „Herzfrequenz nur noch bei ...", „Keine weitere Öffnung ...". Das besorgte Gesicht eines älteren Arztes beugt sich über sie: „Junge Frau, wir müssen wohl einen Kaiserschnitt machen. So geht das nicht!" Als Gisela erwacht, sieht sie Jochens Gesicht und ist beruhigt. Aber dann greift es wie eine kalte Welle nach ihr: „Wo ist unser Kind? Was ist mit ihm?" „Alles in Ordnung! Es geht ihm gut! Du darfst es gleich sehen." Als Gisela ihr Baby gebracht bekommt, kann sie nichts fühlen. Das ist also mein Baby, denkt sie, muss es ja sein, weil ich es nicht mehr in meinem Bauch bei mir habe. Sie weint. Wo ist das Band, das neun Monate zwischen ihr und dem Kind gewachsen ist? Was tragen sollte durch die Geburt und in das Leben hinein? Das Kind vor ihr ist ihr fremd ...

Das erste Jahr – (auch) die Seele lernt das Sprechen

„Weißt du, was mich wirklich beruhigt hat beim Lesen? Dass nicht alles zwangsläufig schlimm wird, wenn am Anfang was nicht gut gelaufen ist! Jederzeit können gute Erfahrungen die schlechten sozusagen überlagern, und dann kann etwas heile werden oder sich zumindest ab da gut weiter entwickeln.

Aber jetzt pass mal auf, jetzt kommt die ganz spannende Zeit, – jedenfalls für mich: Das erste Lebensjahr. Es kommt aber nicht auf ein, zwei Monate an! Was Kinder da unbedingt brauchen, ist liebevolle Fürsorge und Sicherheit. Nicht nur Fläschchen, Wärme, einen ruhigen Platz und Spielzeug. Das ist ein heikles Kapitel, da kann ganz schön viel dazwischen kommen.

Als Britta geboren war, da war für sie irgendwie alles ganz eng miteinander verbunden: Sie und ich oder: Sie und wir. Was sie sah, war mit den Geräuschen und Gerüchen verbunden, die sie dabei erlebte, und umgekehrt waren die Geräusche mit den Bildern, aber auch mit den Gefühlen, dem, was ihre Haut spürte, dem, was sie schmeckte und roch, verbunden. Früher hat man gedacht, das entwickelt sich nacheinander und jedes für sich, ist aber nicht so! Überhaupt hat man den Babys früher nicht so viel zugetraut. Erst in den letzten zwei Jahrzehnten hat man mal ernsthaft geforscht und entdeckt, was die meisten Mütter sowieso schon wussten: Wie klug und einfühlsam Babys sind und wie viel Liebe sie brauchen, damit sie sich gut entwickeln können. – Weißt du, wenn Säuglinge zufrieden sind, sieht das doch jeder sofort: sie lächeln, wirken entspannt, interessieren sich für vieles oder dösen auch schon mal ein, sie lassen sich trösten und freuen sich, wenn man sich mit ihnen beschäftigt. Aber wehe, sie haben Hunger oder Schmerzen oder Angst oder fühlen sich sonst nicht wohl, – da zeigt doch der ganze kleine Körper, jede Bewegung und wie sie gucken, und natürlich, wie sie schreien: So nicht! Da ist das, was sie wahrnehmen ganz eng verbunden mit dem Gefühl und mit dem, was sie dann tun, wie sie sich bewegen, wie sie eben antworten. Bei uns ist das nicht mehr so, – ich glaube, leider! Wir quetschen noch ein:

Danke, es geht mir gut! hinter den Zähnen hervor und lächeln dazu brav, auch wenn uns innerlich zum Heulen oder zum Ausrasten ist. *Britta hat uns irgendwie immer gezeigt, wie sie sich gefühlt hat und was sie brauchte, und wir haben uns immer bemüht, sie zu verstehen und ihr zu geben, was sie brauchte: mal Schmusen, mal Fläschchen, mal trockene Windel, mal Spielen, mal Ruhe ... Ich weiß noch genau, wie man mit acht Monaten schon so richtig deutlich sah, dass sie uns was mitteilen wollte ... Und bald danach war sie schon so selbstständig, dass sie sich auch mal selber helfen konnte: Kekse vom Tisch mopsen, wenn es ihr mit dem Brei zu lange dauerte, Schnuller selber wieder suchen, wenn ich „gleich" sagte, Blumen im Wohnzimmer ausgraben, wenn ich keine Zeit zum Spielen hatte ... Wenn ich darüber nachdenke, finde ich, das haben wir gut hingekriegt! – Wenn da nur nicht wieder diese Angst in mir gewesen wäre. Irgendwie war die da und hat alles begleitet ...*

Im ersten Lebensjahr empfindet der Säugling zunächst eine Situation als angenehm oder unangenehm. Das Gefühl von Wohlbehagen und Ablehnung unterscheidet er immer deutlicher und zeigt es im Ausdruck des Körpers: Bei Zufriedenheit sind die Muskeln entspannt, das Kind liegt leicht gebeugt, schaut aufmerksam und erkundet seinen Körper und seine nächste Umwelt. Es reagiert interessiert und erfreut auf Ansprache und „schwingt" mit im Fühlen und im Tun des Erwachsenen. Ist es dagegen voller Ablehnung einer Situation gegenüber, so erhöht sich die Spannung in den Muskeln, der Körper überstreckt sich, der Kopf wird zur Seite gedreht, die Augen geschlossen, das Kind weint oder schreit, faustet die Händchen und ist nur schwer zu beruhigen.

Im Körper sieht die Stressreaktion so aus:
Nach einer ersten kurz andauernden „Kampf-oder-Flucht-Reaktion" verändert sich mittelfristig das chemische Gleichgewicht der Hormone, die Abwehrleistung gegen Infektionen wird heruntergefahren – vermutlich um die verfügbaren Energien zu steigern. Das Gehirn schüttet einen bestimmten Stoff (Adrenalin) aus, der normalerweise den Stoffwechsel und die körpereigene Abwehr steuert, aber auf Dauer in zu hoher Konzentration krankmachend auf uns wirkt. Wird diese Stressreaktion zu häufig ausgelöst, kann

sie das Gehirn, das Herz-Kreislauf-System, den Magen-Darm-Trakt und unser Abwehrsystem schädigen. Die an der „sichtbaren" Oberfläche oft undramatischen und uneindeutigen Auswirkungen, die „schleichender" Stress bei Säuglingen und Kleinkindern auslöst, werden zumeist völlig unterschätzt. Das Kind fällt „nur" auf, weil es nicht mehr richtig gedeiht, Schlafstörungen zeigt, ein besonders ängstliches oder draufgängerisches Verhalten zeigt, weil es nichts isst, dauernd krank ist …

Von Beginn an erlebt das Kind sich und den anderen als etwas voneinander Verschiedenes, gleichzeitig ist die innige Beziehung zur Mutter (oder zu einer die Mutter ersetzenden Bezugsperson) die Voraussetzung für jede Entwicklung. Kinder empfinden zunächst die Informationen der verschiedenen Wahrnehmungsbereiche, also zum Beispiel das Gesicht der Mutter und den Ton ihrer Stimme, ihre Haut, den Geruch und Geschmack der Brustwarze als etwas Ganzes. Das Hören, das Sehen, das Schmecken als je etwas einzelnes zu erleben, ist das Ergebnis der weiteren Entwicklung.

Was ein Kind mit seinen Sinnen wahrnimmt, drückt sich unmittelbar in seiner Haltung und in seinen Bewegungen aus. Was ein Kind fühlt (als Emotion), drückt sich ebenfalls unmittelbar in seinem Bewegungsverhalten aus und in seinen Möglichkeiten, die Informationen, die die verschiedenen Sinne liefern, überhaupt aufzunehmen, zu verarbeiten und zu speichern. Vielleicht wird deutlich, wie eng alle Entwicklungsbereiche zusammenhängen. Und vielleicht bekommen wir eine Ahnung, wodurch „Zappelkinder", „wahrnehmungsgestörte Kinder", „motorische Entwicklungsverzögerungen" (auch) entstehen.

Noch einmal zurück zum Gefühl (als Emotion) …

Fühlen und Gefühle – wie die Mutter so das Kind

Normalerweise sollte sich jemand um Mutter und Kind liebevoll kümmern, allen Stress von ihnen fernhalten. Aber viele Frauen erleben in der Zeit von Schwangerschaft, Geburt und der ersten Zeit mit dem Säugling die reinsten Katastrophen, zum Beispiel wenn die Schwangerschaft nicht gewollt oder voller Angst und Schmerzen war, wenn die Geburt als purer Horror erlebt wurde, wenn vorher ein Kind gestorben ist, wenn der Partner sich verabschiedet hat oder kein Geld da ist. Manche Frauen erfahren es als völlig überfordernd, mit einem Säugling zurechtkommen zu sollen, vor allem, wenn sie selber keine Mutter als „Vorbild" gehabt haben, die sich wirklich um sie gekümmert hat, als sie klein waren. Sie haben kein „inneres Bild" davon, wie sich eine Mutter fühlt oder verhält. Und es gibt die schweren Schicksale der missbrauchten und misshandelten Frauen, deren Traumatisierung durch die Geburt und den Anblick des hilflosen Säuglings erneut aufflammt in Gefühlen der Hilflosigkeit und des Entsetzens.

Jessica ist neunundzwanzig, lebhaft, offen und voller Herzlichkeit. Als sie schwanger wird, ist sie zunächst ein wenig durcheinander: Ihr Leben verläuft zur Zeit so angenehm. Im Beruf hat sie sich eine gute Position geschaffen, mit ihrem Freund Thomas verbinden sie eine zärtliche Liebe und viele Gemeinsamkeiten, wie die Freude am Reisen, am Motorrad-Fahren, am Kochen und der Spaß am Zusammensein mit Freunden. Sie sind sich eigentlich einig, zusammen Kinder haben zu wollen, aber jetzt schon …? Na ja, warum eigentlich nicht jetzt …? Einige Wochen später sind Jessica und Thomas ein glückliches Ehepaar, beschäftigt mit dem Einrichten einer gemeinsamen Wohnung und den Vorbereitungen für das Baby. Eines Abends will Jessica Thomas mit dem Auto von der Firma abholen. Überstunden haben es später werden lassen. Als Jessica aus der Haustür tritt, fährt sie sorgenvoll mit dem Fuß über den Bürgersteig: Es ist so kalt! Es würde sie nicht wundern, wenn es frieren würde. Unterwegs auf der Schnellstraße sieht sie hin und wieder ein Glitzern auf dem Seitenstreifen. Plötzlich tauchen von vorn Scheinwerfer auf. Das Auto rast direkt auf sie zu. In Panik reißt Jessica das Lenkrad herum, kommt ins Schleudern. Der Wagen schlittert über den glatten Seitenstreifen und kracht dann vor den Pfahl einer Straßenlaterne. Als sich nichts mehr bewegt, beginnt Jessica zu schreien, sie schreit und schreit ... Irgendwann versucht sie, ruhig zu werden. Sie scheint nicht schwer verletzt zu sein, also: aussteigen! So ein Auto kann doch explodieren! Hilfe suchen, Thomas anrufen ... Unsicher geht sie den Seitenstreifen entlang, ein anderes Fahrzeug hält neben ihr: „Können wir Ihnen helfen?"... Diese Nacht gräbt sich in Jessica ein. Von nun an findet sie innerlich keine Ruhe mehr. Nachts quälen sie Alpträume, tagsüber ist sie beherrscht von der Sorge um das Kind in ihrem Bauch: Und wenn es bei dem Aufprall doch etwas abbekommen hat? Der Gynäkologe hat sie ja beruhigt, aber ... Als ihr Sohn Lucas gesund zur Welt kommt, entspannt sie sich zunächst, aber sie kann die Angst nicht wirklich abschütteln. Sie bleibt angespannt, ernst, sie weint schnell, macht sich um alles Sorgen, kann nicht mehr schlafen, kapituliert vor kleinen Problemen. Thomas ist beunruhigt: „Jessica, du hast dich völlig verändert!" Wenn Lucas schreit, scheint Jessica zu erstarren. Hilflos versucht sie ihren Sohn zu beruhigen. Aber das Schreien erinnert sie unbewusst an ein anderes Schreien ..., ihr Schreien! Die Verzweiflung der Mutter überträgt sich auf den Säugling und Lucas schreit und schreit ...

Der „Seelenzustand" der Mutter ist für die Entwicklung des Kindes von großer Bedeutung. Alles erlebt der Säugling durch den „Filter" ihrer Befindlichkeit, ihrer Gefühle und Einstellungen. Berührt sie das Kind voller Angst, erlebt es Unsicherheit und Angst, hebt sie es kraftvoll und sicher auf, fühlt es sich behütet und aufgehoben, ermuntert sie es auszuprobieren, geht es freudig auf die Welt zu, ist sie ständig voller Sorge und traut ihm (und sich) nichts zu, so traut es sich selber nichts zu. Freut sie sich, freut es sich auch!

Im ersten Lebensjahr ist der Säugling auf eine einfühlsame Bezugsperson angewiesen, um alle Gefühlsbereiche zu entwickeln.

Dass heißt, um Trauer zu spüren und Wut, Ekel und Angst, und Ohnmacht, Freude, Zärtlichkeit und Zufriedenheit. Zeigt die Mutter diese Gefühle nicht oder nur wenige, kann auch der Säugling sie kaum entwickeln. Das Blickverhalten, die „Zwiesprache der Augen", zeigt uns viel über die Qualität und die Innigkeit der Beziehung zwischen Mutter und Kind. Denn menschliche Augen können „sprechen", und die Augen der Mutter vermitteln dem Kind ein tiefes „Das bist DU!" Sind die Augen, die es ansehen, freundlich, liebevoll, lachend, so sieht sich das Kind eben so gespiegelt, es verbindet sein wachsendes Bild von sich selbst mit diesen Gefühlsqualitäten. Sind die Augen traurig oder ausdruckslos oder gar hart und wütend, baut das Kind auch diese schwierigen oder bedrohlichen Gefühle, die sie transportieren, in das Bild ein, das es von sich selber hat. In diesem Zusammenhang spielen auch die Bewegungen der Mutter – das Halten, Tragen, Wiegen, – mit denen oder in denen der Säugling mitschwingt, eine wichtige Rolle. Sie werden allmählich ergänzt durch die eigenen Bewegungen des Säuglings und diese sind so etwas wie ein Kontaktangebot an die Mutter. Diese Kontaktangebote werden von der Mutter angenommen oder zurückgewiesen – das soziale Miteinander, die Beziehung differenziert sich, und somit erhalten Fehlabstimmungen und Widersprüchlichkeiten ihre Bedeutung.

Loren ist 10 Jahre alt, klein, überschlank, blass. Ihre Augen sind unruhig, suchend. Loren wird wegen ständiger Bauchschmerzen und massiver Ängste – wovor, kann sie nicht benennen – in die Klinik aufgenommen. Auf uns wirkt sie wie ein junger Vogel, der aus dem Nest gefallen ist, unfähig, allein zurechtzukommen, ausgeliefert ... Wenn Lorens Mutter zu Besuch kommt, erleben wir etwas Seltsames: Beide fragen vorher immer nacheinander, rufen sich an, beide scheinen sich zu freuen ... Aber stehen sie sich gegenüber, sind sie wie zwei Holzstücke – unfähig, Freude offen zu zeigen, sich zu umarmen. Im Verlauf der Arbeit mit der Mutter erzählt diese: „Ich war das älteste von sechs Kindern. Mutter starb bei der Geburt meines jüngsten Bruders. Da war ich zwölf. Mein Vater hat von mir erwartet, dass ich kochte und putzte, den Haushalt führte und die Geschwister versorgte. Die erste Zeit half mir noch meine Tante, Mutters Schwester, dann musste ich allein zurechtkommen. Vater fing an zu trinken. Wenn abends die Geschwister zankten und weinten, schrie er mich an, ich solle für Ruhe sorgen, aber ich konnte nicht mehr.

Irgendwann kam das Jugendamt, weil unsere Nachbarin dort Bescheid gesagt hatte, und die kleineren Geschwister wurden in fremden Familien untergebracht. Ich hätte so gern alles zusammengehalten, aber ich konnte es nicht! Die Jahre danach waren hart, aber ich habe mich durchgebissen. Ich habe es geschafft! Habe die Schule zu Ende und eine Lehre gemacht und mein Geld verdient. Dann habe ich Wolfgang kennen gelernt. Er war ruhig und gutmütig, Alkohol fasste er nicht an. Wir haben geheiratet. Ich wollte erstmal keine Kinder, aber dann ist es doch passiert, ich wurde schwanger. Als Loren geboren wurde, wollte ich so gerne glücklich und eine gute Mutter sein. Aber immer wenn sie schrie, dachte ich: Nein! Ich halte das nicht aus! Ich kann das nicht mehr ertragen! Und ich gab ihr schnell das Fläschchen oder den Schnuller – hundertmal am Tag, bloß um kein Schreien hören zu müssen. Loren wurde mit der Zeit immer ruhiger. Auch auf meinem Arm. Das Zappeln und Herumwehren mit den Ärmchen hörte auf. Ich habe dann geglaubt, ich habe Glück gehabt: Meine Tochter ist eine ganz Liebe. Sie war immer zufrieden, beschäftigte sich still mit dem, was in ihrer Nähe war. Ich habe sie gut versorgt, aber irgendwann merkte ich, dass sie mir nicht wirklich nahe war. Wenn ihr Papa abends kam, strahlte sie und hob die Arme – bei mir nie. Im Kindergarten haben sie mir dann gesagt, Loren sei zu schüchtern, sie traue sich nichts zu. Aber was sollte ich denn machen? In der Grundschule war sie das Lieblingskind der Lehrerin. Sie war so süß und so brav, und sie lernte immer so fleißig. Ich hatte in der Zeit genug mit Lorens Bruder zu tun, der sich in allem wie ihr Gegenteil entwickelte. Jetzt könnte Loren im Sommer eigentlich aufs Gymnasium, aber ich glaube, das wird nichts. Da geht sie ja unter ...

Mimik, Gestik, Stimme und Sprache entstehen nicht nur durch einen biologischen Wachstumsprozess, sondern werden ebenso durch die Beziehungen, in denen das Kind lebt, durch seine sozialen Bezüge, beeinflusst. Das heißt, die Erfahrungen, die es gemacht hat, und wie es diese Erfahrungen empfunden hat, all das spiegelt sich in seinem Gesicht, in seinen Gesten und der Art, wie es sich bewegt, wider. Umgekehrt klingt in Mimik, Gestik, Stimme und Sprache immer ein Stück Lebensgeschichte des Kindes und teilt sich darüber mit. Kann der Erwachsene diese feinen Signale sehen und deuten, so kann er nicht nur den momentanen Zustand, sondern auch Erfahrungen, die das Kind in seiner Geschichte gemacht hat, darin lesen. Wie und worüber werden aber diese Signale aufgenommen und verstanden? Es ist natürlich mehr als: mit den Augen sehen und aufgrund von Erfahrung bewerten! Das, was das Kind über Mimik, Gestik, Stimme und Sprache mitteilt, ist ein Geschehen, das sich selber steuert, solange niemand grob unterbricht (und auch dann noch wird in der Art des Erschreckens oder Verstummens seine Geschichte deutlich). Ein Säugling oder ein kleines Kind überlegt sich nicht, was es tut, es zeigt sich als Ganzes, so wie es ist. Und genau so wird es von einem einfühlsamen Erwachsenen aufgenommen, aufgenommen in einem Geschehen, welches sich selber steuert und welches jenseits jeden logischen Denkens ist. Es fließt ein Strom von Informationen vom Kind (der Blick, seine Mimik, seine Gestik, die Körperhaltung, die Muskelspannung und vieles mehr) durch alle Wahrnehmungskanäle in das Bewusstsein des Erwachsenen. Und dieser Informationsstrom wird mit all dem, was der Erwachsene jemals erlebt hat und was zu dieser Situation „passt" – sogar mit seiner eigenen (Körper-)Erfahrung –, abgeglichen und zu einem ganzheitlichen Bild zusammengefügt. Der Ablauf ist etwa so: Zunächst reagiert der Körper – der Erwachsene fühlt sich vielleicht plötzlich kalt, bedrückt, angespannt, fühlt sein Herz schneller klopfen oder einen Kloß in der Kehle ..., dann tauchen Gefühle auf und eine Erkenntnis bildet sich. Danach werden Verstehen und (neue) Handlungen möglich.

Zuviel Anspannung macht krank

Die Bewegungen (oder auch das Erstarren) des Kindes, das Spüren und das Zeigen von Gefühlen, dienen immer auch dazu, das innere Gleichgewicht (Homöosthase) aufrechtzuerhalten, da die kindlichen Botschaften von einfühlsamen Bezugspersonen so beantwortet werden, dass sich die inneren Spannungszustände wieder lösen. Diese frühe Abstimmung der Gefühle führt zu einer vertrauensvollen Bezogenheit des Säuglings auf die/den anderen. Die Gemeinsamkeitserfahrungen der ersten Monate bewirken das Vertrauen des Kindes in sich selbst, und das heißt auch in seinen Körper, und sie bewirken das Vertrauen in andere Menschen. Während sich in dieser Zeit zunehmend die Wahrnehmung entwickelt, die allerersten Formen eines Gedächtnisses auftauchen und das Kind verstärkt Erfahrung damit macht, seinen Körper und die Bewegungen zu kontrollieren, entwickelt es im geistigen Bereich ein erstes Wissen um Ursachen (also die kleinen Aha-Erlebnisse: „Das ist jetzt, weil …!") und Zusammenhänge („Wenn ich das erreichen will, muss ich das und das tun …!").

In den liebevollen Erfahrungen mit der Mutter erlebt der Säugling sich selbst. Das Miteinander von Mutter und Kind entsteht einerseits aufgrund eines im Erbgut eines jeden Menschen vorhandenen Programms (es wird auch *intuitive parenting* genannt), andererseits bemüht sich der Säugling zunehmend, durch seine Äußerungen ein bestimmtes Verhalten seiner Mutter zu erreichen. Diese Möglichkeit, den anderen zu beeinflussen, stellt für den Säugling eine wichtige Erfahrung dar: Zusammen mit dem Gefühl, sich selber regulieren zu können (wenn ich mich allein fühle, nehme ich den Bettzipfel, wenn mir langweilig ist, greife ich nach einem Spielzeug, wenn ich Hunger habe, schreie ich, bis ich etwas bekomme), ist sie so etwas wie die Basis in den Beziehungen zu anderen Menschen.

Noch einmal zum inneren Gleichgewicht, der Homöosthase: Das Kind ist lebensnotwendig auf diesen Zustand angewiesen, denn nur so kann es Interesse an seiner Umwelt entwickeln und Lernerfahrungen machen. Gelingt es nicht, übermäßige Anspannung zu verringern und Reizüberflutung abzustellen, so wird das Kind nur noch wechseln zwischen Übererregung und Erschöpfung oder Schlaf. Negative Auswirkungen auf die körperliche Entwicklung, die Persönlichkeits- und Intelligenzentwicklung sowie für die Beziehungsfähigkeit sind die Folge. In einer ruhigen, entspannten Umgebung kann sich der Säugling körperlich, seelisch und geistig entwickeln, und die Steuerung seines Befindens gelingt ihm immer besser. Die Stimmungen der Erwachsenen werden dann vom Kind immer deutlicher wahrgenommen, können zur eigenen Stimmung abgegrenzt werden und langsam auch auf das eigene Verhalten bezogen werden. Zum Ende des ersten Lebensjahres hin wird es für das Kind immer wichtiger, sich nach seinen eigenen Vorstellungen zu bewegen und zu handeln. In schwierigen Situationen kehrt es aber immer wieder schnell zur Mutter zurück, um sich im Gewiegt-Werden und im Getragen-Werden zu beruhigen.

Ella heiratet in einen großen Geschäftshaushalt ein, in dem ihre Schwiegermutter das Regiment führt. Von Anfang an macht die Schwiegermutter ihr klar, dass Ella sich erst einmal bewähren muss, bevor sie als Frau ihres Sohnes wirklich akzeptiert wird.

Ella will es ihr beweisen und arbeitet härter und länger als alle anderen. Als sie schwanger wird, bekommt sie in einem Nebensatz von der Schwiegermutter mitgeteilt, dass das kein Grund sei, weniger zu arbeiten: „Früher waren die Frauen bis zur letzten Stunde auf dem Kartoffelacker!" Ella bemüht sich, spürt aber bald, dass sie kürzer treten muss, und bespricht das auch mit ihrem Mann, der sie unterstützt. In den letzten Schwangerschaftswochen, in denen Ella wegen vorzeitiger Wehen und Problemen mit den Nieren kaum noch arbeiten kann, leidet sie unter den unausgesprochenen Vorwürfen ihrer Schwiegermutter, unfähig zu sein, problemlos ein Kind auszutragen. Der Sohn Jürgen wird geboren. Nach zwölf Wochen stellt der Kinderarzt einige Auffälligkeiten in der Entwicklung des Säuglings fest. Ella ist entsetzt: Sie will alles tun, was man nur tun kann, damit die hohe Muskelspannung ihres Kindes und seine auffällige Haltung nach links verschwindet, alles, damit Jürgen das Spielzeug mit den Augen verfolgt und endlich greift. Der Kinderarzt schreibt ein Rezept aus, und Jürgen erhält in den nächsten Monaten eine spezielle krankengymnastische Übungsbehandlung. Die Augen der Schwiegermutter im Nacken, „behandelt" Ella ihren Sohn zu Hause in jeder freien Minute monatelang weiter – voller Schuldgefühle und beherrscht von dem Gedanken, es richten zu müssen, und zwar schnell! Jürgen lernt das Rollen, Robben und Krabbeln und das Klötze-aufeinander-Stellen nicht allein, indem er sich mit seinem Körper und der Welt auseinandersetzt – es wird ihm „beigebracht"! In der Seele des kleinen Kindes hinterlässt das Spuren: Ohne Mama kann ich nichts und bin ich ein Nichts! Jürgen entwickelt sich langsam weiter – aber nur in einem engen Umkreis um die Mama herum. Die Welt macht ihm Angst. Fremde Kinder, Tiere, Matsche, Bäume, Sand, sich verstecken, Dummheiten – nicht für Jürgen! Er baut und konstruiert mit seinen Duplos und Legos da, wo Mama ist. Später liest er alles über Wale, Ameisen, die Raumfahrt und Dinosaurier. In einigen Dingen ist er ein wandelndes Lexikon – die anderen Kinder in der Schule lachen ihn aus! Mit elf Jahren ist er perfekt am Computer – aber er macht noch jede Nacht das Bett nass. Er hat Angst vor älteren Jungen, isst kaum noch und klagt ständig über Kopf- und Bauchschmerzen. Als die Mutter ihn am Computer in einem Selbstmord-Forum erwischt, bringt sie ihn in die Klinik ...

„Gemeinsam" ist das Zauberwort

Im Übergang vom ersten zum zweiten Lebensjahr hat sich das Gedächtnis dahingehend weiterentwickelt, dass erste Erfahrungen vom Zusammensein mit anderen ihre fest gespeicherten Spuren im Gedächtnis hinterlassen. Wird liebevoll-einfühlsam mit dem Kind umgegangen, verstärkt sich dessen Gefühl für sich selbst, das Gefühl, etwas Eigenes zu sein, und es entsteht das Mitgefühl und das Verständnis für sich selbst und für andere.

Eine weitere wichtige Entwicklung in dieser Zeit, die meines Erachtens in ihrer Bedeutung viel zu wenig beachtet wird, ist die Erfahrung des Säuglings, den „Fokus der Aufmerksamkeit" mit dem Erwachsenen zu teilen, das heißt, eine gemeinsame Realität zu haben und die dazugehörigen Gefühle zu teilen.

Man könnte es auch so beschreiben: Mutter und Kind sind gemeinsam von irgendetwas gefesselt, von einer Handlung, einem Geschehen, und sie teilen das zugehörige Gefühl miteinander. Zum Beispiel: Die Katze springt neben beide auf das Sofa. Die von Mutter und Kind empfundene Freude „Ui, wer kommt denn da zu uns? Was will die wohl? Mmmh, ganz weich ist das Fell! Und hör mal, wie die schnurrt ... Die schnuppert an uns, – eiiiii!" schafft ein Wir-Gefühl und eine Stimmung und Atmosphäre, in der sich beide wohlfühlen und die von jedem Außenstehenden wahrgenommen werden kann. Ungefähr ab dem 7. Lebensmonat des Kindes wird diese **gemeinsame** Fähigkeit von Mutter und Kind für die weitere Entwicklung von großer Wichtigkeit.

Kann diese Gemeinsamkeit vom Kind nicht erlebt und geübt werden, können sich bestimmte Verbindungsbahnen in seinem Gehirn nicht ausreichend gut entwickeln. Diese Verbindungsbahnen bestehen – sehr grob gesprochen – zwischen den vorderen Bereichen des Großhirns, etwa hinter der Stirn und den Schläfen – dort sind unsere Fähigkeiten zu planen, und unser Denken und Handeln abzustimmen und zu regulieren, untergebracht – und Bereichen des Zwischenhirns, tief in unserem Kopf. Sie sind unter anderem dafür verantwortlich, dass wir mit unseren Gefühlen zurechtkommen.

Macht das Kind zwischen dem 8. und 12. Lebensmonat einfühlsame und liebevolle Erfahrungen mit den Menschen, die um es sind, so werden in seinem Gehirn bestimmte Botenstoffe ausgeschüttet. Durch diese Botenstoffausschüttung entwickeln sich Feinstruktur und bestimmte Funktionen der Verbindungsbahnen. Diese Verbindungen zwischen dem Großhirn und tieferen, menschheitsgeschichtlich gesehen, älteren Hirnstrukturen des Zwischenhirns sind unter anderem notwendig, damit wir lernen, unsere Aufmerksamkeit und Konzentration zu regulieren und uns nicht überfluten zu lassen von jedem Reiz, der von außen auf uns zu kommt. Und durch sie lernen wir auch, in einer bestimmten Situation angemessen zu fühlen: Wir trauern mit anderen bei Tod und Verlust, wir lassen uns anstecken von Fröhlichkeit und Lachen bei einem Fest. Wir lernen, uns in einen anderen hineinzuversetzen, und wir entwickeln das Vertrauen, uns zu öffnen und anderen zu zeigen, wie es in uns aussieht. Wenig später entsteht durch genau diese Verbindungsbahnen die Fähigkeit, uns selber zu steuern, uns selber zu beruhigen und zu motivieren.

Das gemeinsame Erleben von Gefühlen bewirkt beim Kind die Erfahrung, dass seine inneren Zustände immer etwas mit der Beziehung zu den Menschen rund um es herum zu tun haben. Unangepasste Antworten auf die Signale des Säuglings werden von ihm mit dem ganzen Körper beantwortet, der sein Gefühl ausdrückt. Wenn das Kind <u>keine</u> Möglichkeit bekommt, sich im Austausch mit der Mutter wieder zu regulieren (zum Beispiel in ihrem Mit-Fühlen, in ihren bergenden Armen, in ihren tröstenden Worten „O, komm her, – wird ja wieder gut, – armer Schatz, das war jetzt aber schlimm für Dich, mmmmh, ist bald wieder besser!" oder etwa in ihren die momentane kindliche Wut akzeptierenden „mitschwingenden" Worten und Gesten „O, bist Du wütend! Jetzt hast Du Dich aber ärgern müssen! Da wäre ich aber auch sauer! Gleich erzählst Du mir mal genau was passiert ist, ja?"), wird es auf der Ebene des Körpers mit Spannungszuständen antworten. Zum Beispiel benötigt das Gefühl der Wut und der Aggression (bzw. die Vorformen wie Neugierverhalten und Ablehnung), um sich zu entwickeln und um integriert werden zu können, so etwas wie die „Erlaubnis" der Mutter, dieses Gefühl zu fühlen und auszudrücken. Säuglinge, die hier gehemmt werden, weil das Gefühl tabuisiert oder abgelehnt, vielleicht bestraft wird, neigen zu Selbstaggressionen wie Kopfschlagen, oder zu apathischem Rückzug, um das Auftauchen dieses Gefühls irgendwie zu bewältigen. Hilfreiches elterliches Verhalten wäre: Bekräftigung seiner Neugier und liebevoll-großzügige Begleitung des Kindes, bei seinem Drang, die Welt zu erkunden. Kinder können bestimmte Entwicklungsschritte nicht vollziehen – egal ob im Bereich der Wahrnehmung, des Bewegungsverhaltens, der seelischen oder geistigen Entwicklung – wenn die Bezugsperson uneinfühlsam oder gar nicht reagiert. Die Kinder zeigen in der Folge verschiedenste Auffälligkeiten wie: eine Verweigerungshaltung, Stereotypien (das heißt endlose Wiederholungen von Handlungen oder Worten), Schlafstörungen, Nahrungsverweigerung, Angstzustände, sie sind leicht irritierbar, schreien viel und sind nur schwer zu beruhigen.

Erwachsene schränken nicht nur durch ihre eigenen ungelebten, unverarbeiteten Ängste, durch ihre Wut, durch ihre Kälte, durch ihre depressive Lebenseinstellung die seelische Entwicklung des Kindes ein. Es kommt auch zu „delegierten Gefühlen“, das heißt eigene Spannungszustände und negative Gefühle werden an das Kind weitergegeben und bestimmen – unbewusst – „wie ein schwerer Rucksack“, „wie eine Glasglocke“, „wie eine graue Decke“, das weitere Leben des Kindes.

Wenn die Seele nicht sprechen darf, spricht der Körper

Wir können die Art und Weise, wie Säuglinge auf zu langen und zu heftigen Stress – der auch durch mangelnde Beachtung und Unterdrückung entstehen kann – reagieren, in drei Arten einteilen:

Die einen (regressiv/depressiver Modus) ziehen sich in sich zurück, entwickeln sich kaum noch oder nur langsam weiter. Manche verlieren die Fähigkeiten wieder, die sie vorher hatten. Die Augen verlieren den Glanz, und die Lebendigkeit des Gesichtsausdrucks erlischt. Die wenigen oder schlappen Bewegungen des Säuglings lassen ihn traurig wirken, oft wie teilnahmslos oder erstarrt.

Eine andere Gruppe (Modus der archaischen Anästhesierung) entwickelt sich auf den ersten Blick zunächst unproblematisch. Nur bei genauem Hinspüren merkt man, wie wenig sie sich auf andere Menschen einlassen und sich mit ihnen abstimmen können und wie wenig sie sich selber fühlen. Im zweiten Lebensjahr dieser Kinder berichten die Mütter, ihre Kinder würden überhaupt nicht hören, selbst Schläge seien ihnen völlig egal. Sie würden sich nehmen, was sie brauchen, und mitgehen mit dem, der freundlich und interessant ist ...

Die dritte Gruppe (retroflektiver Modus) wendet den Stress sozusagen gegen sich selbst, das heißt, gegen die eigenen Organe. Ein kompliziertes Gefüge aus: Möglichkeiten der Erkrankung, die schon in den Genen liegen und nun aktiviert werden, aus einem durch den Stress geschwächten Immunsystem und aus (autoaggressiven) Aktionen, die gegen den eigenen Körper gerichtet sind. Der Körper greift sozusagen sich selber an, statt dass er die Umwelt angreift, das heißt, sie verändert. – Aber dass Verändern ist etwas, was so ein kleines Kind eben einfach noch nicht kann! Und auch später noch, wenn diese Kinder schon Jugendliche sind, beschreiben Eltern sie so: Frisst alles in sich rein, erzählt nicht, wie es sich fühlt, empfindsam ...

Diese drei Einteilungen, wie auf überfordernden Stress reagiert wird, treten zum Teil gemeinsam auf, zum Teil überlappen sie sich. Typisch für **psychosomatische** Reaktionen und Erkrankungen ist die Art des Erlebens und Verhaltens der dritten Gruppe.

Leiblich-sinnliches Vertrauen in sich selbst, das heißt in den eigenen Körper, seine Gefühle, seinen Ausdruck, seine Bewegungen, – das ist das eine. Das andere ist die Beziehung zu einem Menschen, der liebt, im besten Sinne des Wortes. Diese Voraussetzungen sind die Grundbausteine in einer guten Entwicklung, in der psychosomatische Reaktionen „nur" ein normales, kurz dauerndes Geschehen als Antwort auf die Widrigkeiten des Lebens sind. Eben nur solange bis wir uns auf unsere eigenen Kräfte besonnen haben, oder bis Hilfe von außen kommt, die uns durch Schweres trägt und uns hilft unsere eigene Kraft und Widerständigkeit zu stärken.

Aber neben dem Beschriebenen gibt es auch „Gespenster", die uns Menschen psychosomatisch erkranken lassen. Und damit meine ich alte Erfahrungen unserer Eltern, ihre unbewussten oder verdrängten Gefühle, die zu irgendeinem Zeitpunkt sehr stark werden und sich dann in merkwürdigen „Botschaften" und unklarem Verhalten niederschlagen. Für das Kind bleiben sie „ungreifbar", das heißt, sie können nicht besprochen werden. Das Kind, welches das alles spürt und aufnimmt, ist verunsichert, baut Angst auf und leidet, – und teilt dieses Leid durch den Körper mit.

> Susanna ist 11 Jahre alt. Ich lerne sie an einem heißen Tag um die Mittagszeit kennen. Sie liegt tief in ihrer Decke vergraben im Bett und zittert vor Angst. Einweisungsdiagnose: *rezidivierende* (immer wiederkehrende) *Kopf- und Bauchschmerzen, Angstzustände.* Mit den Eltern habe ich schon gesprochen. Die Angstzustände der Tochter bestehen nach Meinung der Eltern seit gut einer Woche – und steigern sich. Sie sind sich sicher, dass aktuell nichts Außergewöhnliches passiert ist: kein Missbrauch, kein Unfall, keine schweren Erkrankungen in der Familie, keine Tode, keine Trennung der Eltern, kein mobbing, keine Bedrohung in der Schule. Susanna hat auch den Eltern gegenüber nicht angeben können, was sie so ängstigt. Während ich Susanna so betrachte, ihre großen dunklen Augen, die wie mich festhaltend auf

mich gerichtet sind, fällt mir ein Satz meines Kollegen ein: „Hinter diesen „Gespenstern" verbirgt sich zumeist ein ganz handfestes Gespenst – und sei es in den Generationen davor!" Und das teile ich Susanna mit. Ich sage ihr, sie ist hier sicher, wir werden alle auf sie acht geben, und ich werde von nun an nicht locker lassen, bis ich das Gespenst gefasst habe! – Nach wenigen Tagen – in denen Susanna zunehmend ruhig wird – haben wir es dingfest gemacht:

Susannas Mutter, eine liebevolle, warmherzige, aber zur Zeit völlig verunsicherte und mit Schuldgefühlen überladene Frau, kommt auf meine Bitte hin jeden Morgen. Und zusammen gehen wir auf „Gespensterjagd". Wie von selbst bewegen wir uns an einem unsichtbaren Faden entlang und werden fündig. Susannas Mutter ist das dritte Kind eines enttäuschten und an Körper und Seele verletzten Mannes, der spät aus der Kriegsgefangenschaft heimgekehrt war. Mit der Tochter konnte er nicht viel anfangen. Ihm lagen die zwei älteren Söhne mehr. Aber er war zu ihr nicht unfreundlich oder gewalttätig. Die Mutter aber gab ihrer Tochter jeden Tag aufs neue zu verstehen, wie überflüssig, lästig und dumm sie sei und dass sie gar nicht hätte geboren werden sollen. Sie habe es „mit der Stricknadel versucht", aber leider … Die kleine Tochter, die soviel Sehnsucht nach Wärme, Liebe und Zärtlichkeit mitbrachte, verhungerte regelrecht neben der kalten, harten Frau. Einzig die Freundlichkeit des Vaters und die Güte einer alten Nachbarin hielten ihre Seele am Leben.

Als Susannas Mutter Jahre später heiratete, schwanger wurde und eine Tochter gebar, stand ihre Vergangenheit immer wie ein Schatten neben ihr und der Tochter. Beständig war die Angst in ihr wach: Mache ich es richtig mit Susanna? Bekommt sie genug? Wird sie ein besseres Leben haben? Als Susanna älter wurde und in ihrer fröhlichen unkomplizierten Art sich zunehmend den Freundinnen und ihren Interessen außerhalb des Elternhauses zuwandte, überfiel die Angst die Mutter mit aller Gewalt: Sie litt an Luftnot, Herzschmerzen, Schlaflosigkeit. Die Ärzte, die sie heimlich aufsuchte, konnten nichts finden. Zuhause wusste niemand davon. Aber Susanna reagierte! Zunächst mit Bauch- und Kopfschmerzen, dann zunehmend mit Ängsten. Ihre ersten Panikattakken führten zur Einweisung in die Klinik durch die behandelnde Kinderärztin. – Wir halten Susanna über unsere „Gespensterjagd" auf dem laufenden. Etwas, was der Mutter zunächst sehr schwer fällt, sie dann aber zunehmend erleichtert ... Und nach drei Tagen findet Susanna, das alles sei nun Sache ihrer Mutter und sie beginnt, uns und die Möglichkeiten unserer Abteilung zu genießen: endlich wieder fröhlich sein, unbeschwert Unsinn machen, Stärke erproben, Kraft aufbauen – nach drei Wochen können wir sie mit gutem Gefühl entlassen. Die Mutter hat noch zwei Jahre intensiver eigener Therapie vor sich, in der ihr Herz und all sein Fühlen und seine Ausdrucksformen eine wichtige Rolle spielen. Eine Therapie, die sie aus dem inneren Erleben des Aschenputtel-Daseins hinausführt in ein lebendiges Leben.

Das zweite Lebensjahr – ein bisschen Trennung und Abstand muss sein!

„Magst du mir noch zuhören? Ich hab so viel gelesen über diese Sachen! Nun, sag doch mal was! Du erinnerst dich doch auch ...

Brittas zweites Lebensjahr! Die Zeit war ganz wichtig! Im ersten Jahr haben wir mit unserer Liebe und damit, dass wir immer für sie da waren, sozusagen das Fundament für das zweite Jahr gelegt. Und im zweiten Lebensjahr müssen Kinder wichtige Dinge lernen: eigenwillig werden, sich abgrenzen können, sich durchsetzen können, mit Ärger, Wut und Meinungsverschiedenheiten leben können. – Aber weißt du noch, wie Britta mich nie loslassen wollte, um zu dir oder zu Oma Lena zu laufen? Sie hatte immer irgendwie Angst. Sie hat sich nicht getraut, was Eigenes auszuprobieren –, aber vielleicht habe ich sie auch nicht gelassen ... Ich hab einen schönen Satz gelesen: Kinder müssen aus den offenen Armen der Mutter in die Welt hineinlaufen können – und wissen, sie können zurückkehren, wenn sie Trost und Zuspruch brauchen.“

Zu Anfang des zweiten Lebensjahres entwickelt sich aus den Fähigkeiten der Wahrnehmung und Bewegung des Kindes – durch die beginnende Sprache und das Sich-Ausdrücken im Spiel – die Fähigkeit, ein Sinnbild für inneres Erleben zu finden. Zwischenstufen sind Mimik, Zeichen und Gesten – zum Beispiel mit dem Kopf schütteln, um ein Nein zu signalisieren. Damit das Kind lernt, ein Sinnbild zu finden, also zu „Symbolisieren", muss es viele Erfahrungen gemacht haben dürfen: Dass es „Nein" mit Kopf, Stimme und Körper zeigen durfte, dass es seine Gefühle mit jemandem teilen konnte, dass es Wichtiges und Unwichtiges – also einen Vorder- und einen Hintergrund – unterscheiden konnte. Es muß die Möglichkeit gehabt haben, rollend, krabbelnd, kletternd und laufend einen Raum mit allen Sinnen zu erfassen. Wichtig ist, dass es planen durfte, was es als nächstes tun wollte – und dass es diesen Plan ausführen durfte. Es musste erfahren können, dass es (Haut-)Grenzen hat und dass diese respektiert und geachtet wurden. Einige Kinder dürfen oder können diese Erfahrungen nicht machen. Wenn sie dann mit Malen, Matschen, Kneten, Bauen, Experimentieren oder in der Sprache – nicht gelernt haben, innere Zustände, Befindlichkeiten auszudrücken, zu benennen, so bleibt nur die Körpersprache des Schmerzes und der Erkrankung als Mitteilung, als Symbol.

Wenn es aber gut läuft, wird das Kind zunehmend selbstständig. Es lernt, sich abzugrenzen und seinen Ärger und seine Wut zu zeigen, zu benennen und zu „verhandeln".

Das „Ich selber" und die Wut – die Selbstständigkeits- und Aggressionsentwicklung

Wenn Kinder infolge der inneren unbestimmten Angst keine Form zur Regulation von Auseinandersetzungen finden, so bauen sie eine starre innere Selbstverteidigung auf. Gelingt aber mit der frühen Selbstständigkeitsentwicklung auch die Entwicklung von Abgrenzung und „verhandelter" Wut, so entwickelt sich die Fähigkeit, Konflikte auszuhalten und zu lösen. Wenn das Kind dann älter wird, ist es ihm viel leichter möglich, ein konstruktiver Teil der sozialen Gemeinschaft zu werden – mit vielfältigen befriedigenden Kontakten und Beziehungen und unterschiedlichen Rollen. Es wird Partner sein können, Vater oder Mutter, Mitarbeiter oder Leiter einer Firma. Es wird sich vielleicht sozial oder politisch engagieren, selbstbewusst Verantwortung übernehmen – und doch auch immer noch Sohn oder Tochter sein. Das Kind zeigt bei gelingender Selbstständigkeitsentwicklung eine intensive Lebendigkeit im Gesicht, in seinen Bewegungen und in seiner Stimme. Der ganze kleine Leib drückt nicht nur Gefühl aus, er ist Gefühl! Das heißt, seine Gefühle sind immer begleitet von den Reaktionen auf neurologischer (also des Nervensystems), auf hormoneller und immunologischer Ebene (also der Ebene des körpereigenen Abwehrsystems). Und in diesem Rahmen, in dieser Zeit passiert etwas immens Wichtiges: Die Aggressionen des Kindes, seine Autonomiebestrebungen sind nichts „Böses", das es sofort zu unterdrücken gilt. Sie bringen die Autorität des Erwachsenen nicht in Gefahr! Wir ziehen uns keinen Tyrannen oder Despoten heran! Nein, aggressiv sein zu können und für sein „Eigenes", seine innersten Wünsche und Bedürfnisse kämpfen zu können, sich damit „anders als Mama" zu erleben und trotzdem oder gerade deshalb als gut und richtig, – das ist gelebte Abgrenzungs- und Auseinandersetzungsfähigkeit und Konfliktfähigkeit. Diese Fähigkeit birgt den Kern zur Entwicklung der Eigenständigkeit, der Kreativität, des Neuen ... der Zukunft.

Wenn Eltern diese natürlichen Bestrebungen des Kindes achten und fördern, so erweisen sie ihm einen unschätzbaren Dienst, da sich nun alle Farben des Lebens in ihm entfalten dürfen! – Nun höre ich förmlich die Einwände: Na, dann werden die bald nur noch machen was sie wollen! Kinder müssen doch gehorchen! Meinen Sie etwa „antiautoritäre Erziehung"? Nein, das meine ich ganz und gar nicht! Kinder brauchen ein Nein, viele Neins, und klare Grenzen! Es gibt Dinge, die sie – je nach Alter – nicht entscheiden können oder dürfen (zum Beispiel bei Rot über die Ampel gehen, Tollkirschen essen, Entscheidungen über ärztliche Maßnahmen ...). Aber es gibt unglaublich viele Dinge in vielen, vielen Situationen, über die man <u>verhandeln kann</u>, so dass dem Kind ein Gefühl von Selbstwirksamkeit und Achtung vor seinen Gefühlen und Vorstellungen bleibt. Und dann gibt es da noch den „Lustfaktor": Es ist unglaublich belebend, wenn sich sozusagen zwei Stiere begegnen, und jeder schnaubt und jeder macht sich breit und jeder scharrt drohend mit den Hufen –, nur um dann eine schnelle Lösung zu finden: Du gehst rechts, ich geh links! oder um zu prusten vor Freude oder um gemeinsam über die Wiese zu rasen ...

Und manchmal – bei kleinen Kindern oft, bei größeren selten – muss das Kind die körperliche Kraft und Macht des Erwachsenen in der Grenzsetzung spüren – und dahinter die Liebe zu ihm, nicht aber die aufgestaute vielleicht uralte eigene Aggression des Erwachsenen! Verhandelte Aggression und die zu einem guten Teil respektierten Autonomiebestrebungen vermitteln dem Kind ein Gefühl von Lust und Kraft, Stolz und Freude. Denn das Gefühl von Aggression ist in der Begegnung mit dem anderen – in dem Erfahren der Grenzen des anderen – letztendlich eine lustvolle Erfahrung.

Daniel ist 10 Jahre alt. Daniel hat immer wieder Kopfschmerzen und die Diagnose *Aufmerksamkeitsdefizit- und Hyperaktivitätssyndrom*. Die Eltern berichten im Vorgespräch, er lasse tagelang niemanden an sich heran, verkrieche sich auf sein Zimmer, schwänze die Schule und wolle mit niemandem mehr reden. – Mir fallen seine ständigen unruhigen Beinbewegungen auf und seine wie leblos herabhängenden Arme. Das Gesicht wirkt regungslos, aber in den Augen liegen Wut und Verletzung. Die Lehrer beschweren sich, dass Daniel andere, jüngere Kinder immerzu trete. – Die Mutter erzählt von Daniel: Als Kleinkind sei er schon so lebhaft gewesen. Ihm wurden die Händchen beim Füttern und wenn er „nicht artig" war festgehalten; später musste er die Hände zur Strafe für seine kleinen Vergehen oft minutenlang auf die Tischplatte legen. Der Vater überwachte die Strafmaßnahme streng: Nahm Daniel die Hände vorzeitig hoch, hängte er fünf zusätzliche Minuten an die festgelegte Zeit. – Diese und andere schlimme Erfahrungen haben sich tief in Daniels Körper eingegraben und sein Befinden, seine Haltung, sein Verhalten und seine Gefühle beeinflusst.

In der Therapie gehen wir „hinunter" in die Zeit, wo die Bewegungsfreude gehemmt wurde und Wut, Selbstunsicherheit und innere Anspannung und Unruhe entstand. Daniel liegt im Toberaum rücklings auf der Matte, ich habe einen Riesen-Noppenball von ungefähr 1,20m Durchmesser neben mir. „Daniel, ich werfe jetzt diesen großen Ball auf Dich. Der ist nicht hart. Du musst ihn abwehren!" Ich werfe und Daniel tritt mit den Füßen nach oben und trifft so kräftig, dass der Ball mit lautem Knall gegen die Decke fliegt. Daniel strahlt. Ich werfe den Ball etwas weiter in Richtung Oberkörper, so dass seine Beine ihn nicht erreichen können, aber eigentlich seine Hände und Arme ... Der Ball fällt ihm auf Gesicht und Brust. Nicht einen Finger hat er gerührt, um sich zu schützen. „Daniel, die Arme! Wo sind Deine Arme und Hände? Paß auf Dich auf, ich werfe nochmal!" Die nächsten Male klappt es besser, Daniel lernt schnell. Bald ist er in diesem Spiel strahlender Meister, und wir führen es im Stehen und mit maximaler Kraft von Händen, Armen und Schultergürtel fort. Daniel findet seine Stimme dazu: Laut schreiend und lachend tobt er voller Lust durch den Raum.

Provokativ fliegt der Ball gegen Lampen und gerade erst eingeräumte Regale – was sofortige Grenzsetzung mit Worten nach sich zieht: „Stopp, Daniel, ich habe keine Lust, schon wieder die Handwerker wegen der Lampe zu rufen, und ich habe auch keine Lust, das Regal wieder einzuräumen. – Mit Begeisterung überschreitet Daniel diese mit Worten gesetzte Grenze – was für ihn in der Konsequenz eine handfeste, harte aber faire körperliche Auseinandersetzung mit mir bedeutet. Genau das sucht Daniel in der nächsten Zeit immer wieder: dass sein Bewegungsdrang der Beine akzeptiert wird (und die darin „versteckte" uralte Wut), dass die Arme wichtig werden und zu einem neuen Bild von sich selber führen, dass ihm Grenzen gesetzt werden – und dass der Erwachsene letztendlich der „Sieger" bleibt, der Stärkere ist und somit Sicherheit und Belastbarkeit repräsentiert.

Und hier liegt bei „unseren psychosomatischen Kindern" ein dickes Problem: Die Erwachsenen seiner Welt ertragen aggressive Lebensäußerungen nicht gut. Sei es, weil sie selber in diesem Bereich unterdrückt wurden, sei es weil sie schwere Aggressionen erleben mussten, sei es weil sie traumatisiert wurden oder sei es „nur", weil sie in einem gesellschaftlichen Umfeld leben, in dem die „glatte Fassade", das „ewige Lächeln" zum Alltag gehören.

Fast immer beginnt es sehr früh – aber es gibt auch ein Später

„Das denkt man gar nicht, dass diese psychosomatischen Sachen so früh ihren Ursprung haben, aber es ist so: Hätte unser Kind schon über das, was für es schwierig war, reden können oder einfach weglaufen oder so protestieren können, dass wir es verstanden hätten, wäre es nicht krank geworden. Es ist auch spannend, dass nicht jedes Kind so reagiert: Manche haben einfach ein „dickes Fell" und die kommen irgendwie klar, andere machen völlig dicht. Ich glaube, dieses Dichtmachen, das ist noch schlimmer als das „Psychosomatische".

Jetzt finde ich das Ganze doch wieder ziemlich schwierig: Weil du nämlich auch als älteres Kind, als Jugendlicher und Erwachsener, psychosomatisch reagieren oder erkranken kannst. Ach, hör auf, mich mit meiner Migräne aufzuziehen. Es ist nicht wahr, dass sie kommt, wenn ich sie brauche! – Oder? Was ist denn mit deinen Rückenschmerzen, die immer dann schlimmer werden, wenn du Überstunden machen musst und nicht magst. Und nicht wagst, dich zu beschweren!?

Und dann gibt es da noch so ganz schlimme Dinge. Kinder, die missbraucht worden sind oder geschlagen oder die in den Kriegsgebieten tagaus tagein so schlimme Sachen sehen. So was hält doch niemand aus, ohne krank zu werden."

Im späteren Leben kann es zu psychosomatischen Beschwerden oder Erkrankungen kommen, ohne dass am Anfang irgendetwas schief gelaufen ist.

Denn alle außergewöhnlichen Belastungen, die im Körper Stress produzieren, der nicht abgebaut werden kann, beziehungsweise immer wiederkehrende oder dauerhafte schwere Belastungen, schaffen die Voraussetzung für psychosomatische Reaktionen und Erkrankungen.

Bei traumatisch wirkenden oder massiv belastenden Erfahrungen gehören psychosomatische Körpersymptome (und später -erkrankungen) regelrecht dazu und bilden einen Teil der Diagnosekriterien für das *Posttraumatische Stresssyndrom.*

Merlina, 16 Jahre, wird eines Abends als Notfall in die Klinik eingeliefert. Eine Polizeistreife hat das herumirrende, verwahrlost aussehende Mädchen aufgegriffen. Da sie kein Deutsch und kein Englisch spricht, aber völlig verwirrt und verängstigt wirkt, immer wieder auf ihren Hals zeigt und nach Luft ringt, bringen die Polizisten sie zunächst ins Krankenhaus. Das Mädchen beruhigt sich auf der Station ein wenig, leidet aber zunächst noch unter anfallartigem Herzrasen, zeigt auf ihren Bauch und ihren Kopf und signalisiert große Schmerzen. Nähert sich jemand ihrem Hals, ringt sie nach Luft und fängt an zu schreien. Als auf Fragen das Wort Bosnien von ihr aufgegriffen und bestätigt wird, wird die Ausländerbehörde um einen Dolmetscher gebeten. Dieser berichtet uns nach seinem Gespräch mit Merlina folgendes:

In Bosnien ist Nachkriegszeit, und Merlina lebte in großer Angst vor Vergewaltigung und Misshandlung durch die serbischen Soldaten, die immer noch Dörfer überfallen. Zusammen mit ihren zwei Brüdern, zwei Cousins und Cousinen, wollte Merlina raus aus dem Land. Ihre Eltern entrichteten eine große Summe Geld an eine Schlepperbande, die sie nach Deutschland zu Tante und Onkel in Bremen zu bringen versprachen. Nach abenteuerlichen nächtlichen Grenzüberschreitungen, auf langen Märschen zu Fuß wurden alle hinten in einen Transporter gesetzt, und es ging über die Autobahn Richtung Norddeutschland. Kurz vor Hannover sah der Fahrer eine Polizeikontrolle, die das Fahrzeug aber nicht anhielt. Warum der Fahrer danach die Nerven verlor, begriff keiner, aber er fuhr von der Autobahn herunter, im Zickzack über Landstraßen und Feldwege und ließ am späten Abend in der Dunkelheit den Transporter auf einem Waldweg stehen, schloss ab und versprach den Menschen hinten, mit Essen und Trinken bald zurückzukommen. Als er nach vielen Stunden noch nicht zurück war, brach unter den Eingeschlossenen Panik aus: Die Türen waren verriegelt, hinten gab es keine Fenster, und die Luft wurde knapp. Einem Förster fiel der Transporter irgendwann auf, er informierte die Polizei.

Als diese die Türen öffnete, waren mehrere Personen bewusstlos, eine tot. Die Polizei äußerte später, Merlina habe mit starren Augen in einer Ecke gekauert.

In den engen Containern der Asylantenunterkunft der nächsten Kreisstadt hält es Merlina nach dieser traumatischen Erfahrung nicht aus. Sie beginnt herumzustreifen, macht merkwürdige Bekanntschaften. Die Sozialarbeiterin bringt sie über Wochen in Abständen zu einem praktischen Arzt, da Merlina Schmerzen signalisiert, unruhig, getrieben herumläuft und oft wie versteinert wirkt. Aber Merlina lässt sich nicht berühren. Sie spricht nicht über das Vorgefallene – auch nicht mit den Brüdern.

Eines Tages ist sie nicht auffindbar und ihre Brüder nehmen an, sie ist nach Bremen zu Tante und Onkel oder zurück nach Bosnien unterwegs ...

Diagnostik: Was ist es? Woher kommt es? Wie hängt alles zusammen?

„Nun sag mal, wie stellen diese angeblichen Fachleute denn nun fest, ob es was Psychosomatisches ist? Das möchte ich doch mal wissen! Für so was gibt es bestimmt keinen Apparat, oder kann man so was testen? Kann ich mir nicht vorstellen! Die müssen doch alles im Auge haben: Wie es den Eltern geht und warum, was früher war, und das sind doch manchmal viele Jahre, bis so ein Kind richtig krank wird, ich meine so richtig, bis man zuletzt nicht mehr daran vorbeigucken kann und kein Kinderarzt mehr Rat weiß. Und dann müssen die mir mal erklären, warum das eine Kind Bauchschmerzen kriegt mit elf Jahren, das andere nicht aufs Klo geht mit fünf Jahren und das dritte schon mit zwei Jahren nichts mehr essen will. Suchen die Kinder sich das aus? Darüber find ich nichts unter Google, und sonst konnte mir das auch keiner erklären."

Zunächst einmal nutzen der Kinderarzt oder die Kinderärztin in der Praxis oder im Krankenhaus ihre Möglichkeiten, um herauszufinden, ob nicht bereits eine Schädigung eines Organs eingetreten ist bzw. ob eine Erkrankung vorliegt, die direkter und vielleicht ausschließlich medizinischer Behandlung bedarf.

> Wassilji, 14 Jahre alt, ist vor 2 Jahren mit seiner Mutter und seinem älteren Bruder von Wladiwostok in eine Kleinstadt in der BRD gezogen. Sein Vater, der von der Familie getrennt lebte, lebt weiter in Russland als Werftarbeiter. Als ich Wassilji im Krankenhaus kennen lerne, wirkt er traurig, bedrückt, verschlossen. Er erzählt, dass er in Deutschland keine Freunde finden kann – in der Schule, in der Nachbarschaft sei er der „Scheiß-Russe". Die neue Sprache hat er gut gelernt – aber er mag sie nicht. Er kann sich nicht vorstellen, dass dieses Land seine zweite Heimat wird. Wassilji ist aufgrund seit einem halben Jahr bestehender Kopfschmerzen eingewiesen worden. Die Kopfschmerzen nahmen beständig zu. Die erste Hypothese der Ärzte und Psychotherapeuten auf-

grund der Lebensgeschichte und erster unauffälliger Labor-
werte ist eine *psychosomatische Symptombildung auf dem
Hintergrund einer Belastungssituation*. Aber noch während
die Gespräche mit Wassilji und seiner traurigen Mutter laufen, wird aufgrund der zunehmenden Apathie und aufgrund
bestimmter auffälliger Hormonwerte eine Gehirnuntersu-
chung, eine Magnet-Resonanz-Tomographie, durchgeführt.
Ein Gehirntumor wird festgestellt und Wassilji in eine Spe-
zialklinik verlegt.

Erst wenn man aus schulmedizinischer Sicht ganz sicher sein
kann, geht – manchmal gleichzeitig, manchmal in der Folge – der
oder die PsychotherapeutIn ans Werk.

Die Sprache des Körpers verstehen – Symptomdiagnose

Symptomdiagnostik heißt jetzt, die Sprache des Symptoms beziehungsweise des Organs zu übersetzen – zumeist gleicht es allerdings eher einem Entziffern altägyptischer Keilschrift. Wir suchen Anhaltspunkte, Assoziationen, die uns weiterhelfen. Zum Beispiel die Haut! Sie ist unser Kontaktorgan. In der Diagnostik fragen wir uns: Wie viel hat das Kind an Berührungen erlebt, und wie waren diese Berührungen? Oder das Herz! Was hat es an Angst und großer Bedrängnis – oft auch Todesangst – erlebt? Oder die Luftnot! Welches große Erschrecken oder dauerhafte Entsetzen nach traumatischen Erfahrungen musste das Kind eventuell erleben? Das Einnässen des Kindes legt die Spur zu seinen ungeweinten Tränen, zu seiner tiefen Trauer, die mit Erfahrungen von Ohnmacht verbunden ist. Gleichzeitig zeigt das Einnässen ein völlig verqueres Bestreben, den nicht wahrgenommenen, nicht gefühlten Abgrenzungs- und Autonomiewünschen Ausdruck zu geben. – Ähnlich wie das Symptom des Einkotens, welches aber in viel stärkerem Ausmaß auf gehemmte und (auch von außen) unterdrückte Wut verweist. Bauch- und Kopfschmerzen begleiten oft unklare und überlastende Situationen im sozialen System. Die Geschichte des Kindes mit Fettsucht ist zu überprüfen auf Gewalt- und Missbraucherfahrungen. Sein „Panzer" schützt es oft vor weiteren überflutenden Erfahrungen:

> Andrea ist 15 Jahre alt und kommt mit gut 30 kg Übergewicht in die Klinik. Ihr Körper wirkt wie eine Festung. Alles ist in Abwehrhaltung angespannt. Andrea genießt bei uns die Zeit, die Aufmerksamkeit. Sie arbeitet intensiv mit, ist kreativ und bemüht sich auch auf der Verhaltensebene. Das heißt, sie isst langsamer und kleinere Portionen. Aber sie nimmt kaum ab. Irgendetwas bleibt, irgendetwas stimmt nicht … Im Toberaum trainiert sie ihre Abwehr. Manchmal brechen in den als „Spaßkämpfchen" begonnenen Aktionen so unglaubliche Aggressionen durch, dass ich erstmalig in vielen Jahren befürchte, ein Kind nicht halten, nicht aushalten zu können. In den Elternterminen wird mir oft flau. Ich schiebe es auf das Wissen um die lebensbedrohliche Erkrankung des Vaters. Aber irgendetwas bleibt, irgendetwas stimmt nicht …

Als Andrea geht, ist sie, sind ihre Eltern zufrieden: 5 kg abgenommen, präsenter und fröhlicher geworden, nicht mehr so hart und abweisend.

Drei Jahre später klopft es mittags an meine Tür. Eine junge Frau kommt herein, stellt sich vor als Andreas Cousine und sagt, sie habe mir Grüße von Andrea auszurichten: Es gehe ihr gut, sie habe ihr Abitur gemacht und wollte in Aachen Innenarchitektur studieren. Und dann schaut mich die junge Frau plötzlich starr an und sagt: „Wussten Sie, dass Andrea über viele Jahre durch ihren Vater missbraucht wurde?"

Farah, 15 Jahre, wird wegen häufiger *Hyperventilationstetanien* stationär in die Psychosomatik aufgenommen. Im ersten Gespräch mit ihr wird ein Widerspruch deutlich: Während alle bisherigen Einweisungen sowie die Angaben der Rettungssanitäter, die sie mehrmals als Notfall in die Klinik gebracht hatten, von „Hyperventilation" – also zu schneller Atmung mit einer dadurch erfolgenden Verschiebung des Verhältnisses von Sauerstoff und Stickstoff im Blut – sprachen, bestreitet Farah dieses vehement und berichtet von extremer Atemnot, bevor sie ohnmächtig wird. Des Weiteren gibt sie eine Magersucht an, die sie aber seit 2 Jahren „im Griff" hat, – dafür hat sie seitdem verstärkt diese Anfälle von Atemnot. Außerdem leidet sie seit Jahren unter heftigen Migräneattacken. Farah wirkt durchsetzungsfähig, extrovertiert, fast ein wenig aggressiv – eigentlich nicht „typisch psychosomatisch", worunter wir eher ein gehemmtes Erleben und Verhalten verstehen. Sie sieht irgendwie herausfordernd aus, mit ihrer Baseball-Kappe auf den rot gefärbten Haaren, in Hose und Hemd fast militärisch anmutend. Farah zeigt ein auffälliges Atemmuster mit eingeschränkter Aktivität der Zwischenrippenmuskulatur, des Zwerchfells sowie der an der Atmung beteiligten Muskulatur des Schlüsselbeins. Farah erzählt auf Nachfrage haarklein von den Situationen, in denen sie plötzlich keine Luft mehr bekommt. Ein roter Faden zieht sich durch: In solchen Situationen wird sie oder eine ihrer Freundinnen bedroht (es gibt zwei rivalisierende Banden in der Kleinstadt, zu einer gehört Farah). Ohne dass sie es will oder ändern kann, entsteht in ihr dann plötzlich ein Gefühl von Brust- und Halsenge mit Luftnot bis zum Atemstillstand. Sie wird dann ohnmächtig und wacht auf dem Boden liegend oder im Krankenwagen wieder auf – um sich sofort voller Panik gegen die Plastiktüte zu wehren, die ihr jemand vor das Gesicht hält (Sofortmaßnahme bei „echten" Hyperventilationstetanien, um den Sauerstoffgehalt des Blutes zu senken). Gemeinsam machen wir uns auf die Suche nach Erfahrungen von Bedrohung in ihrer Geschichte. Farah malt ein schwarzes Bild, in dessen Mitte kleine türkisblaue Ornamente „trudeln". Wenn sie auf das Bild schaut, wird ihr schlecht. Zeitgleich, aber in einer Stunde ohne Farah, erzählt Farahs Mutter: Farahs Vater ist Libanese. Farah hat einen 3 Jahre älteren Bruder, den der Vater kurz nach der Geburt in sein Heimatland zu seiner Ursprungsfamilie brachte, damit er in der Familientradition aufwachse. Farahs Vater war massiv gewalttätig gegen die Mutter, schlug und missbrauchte sie, bis er vor 10 Jahren mit der Drohung verschwand, die Mutter zu ermorden, wenn sie versuchen würde, den Sohn zurückzuholen. Als Farah zur Welt kam, war die Mutter wie gelähmt vor Angst um sich und um die Tochter, und sie war gefangen in der Trauer um den verlorenen Sohn. Farah entwickelte sich als ruhiges und pflegeleichtes Kind, welches früh lernte, sich selber genug zu sein, da die Mutter durch Angst und zunehmend durch depressives Erleben und Verhalten nicht zugänglich war. Farah bemühte sich in den folgenden Jahren, für ihre Mutter zu sorgen und Gefahren von ihr fernzuhalten. Normale körperliche Attacken, Beleidigungen und Kränkungen steckte sie stoisch weg und zeigte dadurch indirekt schon früh, wie betäubt Gefühle und Körperwahrnehmung waren. Als sie älter wurde, ging sie in Selbstverteidigungskurse. Auf die Frage nach Gewalt an der Tochter reagierte die Mutter tief betroffen: Farah habe oft miterlebt, wenn ihr Mann sie geschlagen habe, mehrmals sei er auch auf Farah losgegangen, habe zugeschlagen und sie zu Boden gestoßen. Farah wisse das sicher nicht mehr, dazu sei sie zu klein gewesen. – Nach Absprache mit der Mutter führen wir ein Gespräch zu dritt, in dem ich die tabuisierte Gewalt benenne. Farah wird blass und greift nach dem schwarzen Bild. Sie legt es zwischen uns, weint gepresst und stöhnend und berichtet dann von ihren Erinnerungen: Wie dieser für sie riesige Mann ihre Mutter schlug; wie sie der Mutter nicht helfen konnte; die Schreie, die Angst; wie er nach ihr griff, sie auf den Boden schlug und sie nur noch spürte, dass der Kopf auf die Fliesen schlug – türkisfarbene Fliesen mit kleinen Ornamenten! Farahs Symptome – ob Luftnot, Nahrungsverweigerung, Kopfschmerzen oder autoaggressives Verhalten – sind Teil eines *Posttraumatischen Stress-Syndroms*. Die vordergründigen Symptome, die an eine „autonome somatoforme Funktionsstörung des respiratorischen Systems" (Hyperventilationstetanie) erinnerten, hatten eine falsche Spur gelegt: Farah galt als „typisch junges Mädchen, wenn die Stress haben, fangen sie an zu hyperventilieren!" Atemnot und Atemstillstand sind im Zusammenhang mit flash-back-Erinnerungen[2] infolge der frühen Traumatisierung zu verstehen, das auffällige Atemmuster auf dem Hintergrund früh eingeleibter traumatischer Erfahrungen.

---

[2] Flash-backs: Ohne Vorwarnung „blitzartig" auftretende Erinnerungen an traumatischen Erfahrungen. Auslöser können Gerüche, Bewegungen, Bilder, Geräusche oder ähnliches sein. Quasi die komplette damalige Reaktion wird im Menschen erneut hervorrufen, also die entsprechenden Körpersensationen, Bilder, Gefühle, Gedanken u.a.

Der innere Aufbau – Strukturdiagnose

Strukturdiagnose heißt, sozusagen den „inneren Aufbau" des Kindes anzuschauen: Wie stabil oder brüchig ist das Gefühl von Bindung, das es entwickeln konnte? Wie entwickelte sich seine Wahrnehmung, sein Bewegungsverhalten, seine Kraft, seine Fähigkeiten zu Autonomie und Abgrenzung? Wie kann es sich mit anderen auseinandersetzen? Wie haben sich seine geistigen Fähigkeiten entwickelt, seine Phantasie und Kreativität? Wo sind da besondere Eigenschaften und Fähigkeiten, die es schützen, ihm weiterhelfen, wenn es schwierig wird? Wo sind „Löcher", wo ist etwas „krank"?

Farahs Bindungserfahrungen sind „gestört", „ambivalent". Die Mutter konnte ihr real im täglichen Leben keine Sicherheit und keinen Halt geben. Sie war absorbiert von ihrem eigenen Schicksal und konnte dem Mädchen emotional nicht ausreichend zur Verfügung stehen. Die wichtigen Bereiche von Regulation der Gefühle und des Befindens, Selbstberuhigung, Angsttoleranz, Aggressionsverarbeitung konnte sie in der Beziehung mit der Mutter und durch die Mutter (als Vorbild) nicht ausreichend lernen. Das Bild, welches Farah von sich selber aufbaute, war irgendwie brüchig.

In der Autonomieentwicklung übernahm sie viel zu früh viel zu viel Verantwortung, der sie eigentlich noch nicht gewachsen war und die die Mutter mit ihrer eigenen Kompetenz hätte füllen müssen. Dem ständigen Gefühl von Bedrohung begegnete sie zunächst mit stiller Anpassung und Genügsamkeit – „Nur nicht auffallen!", dann mit der Ausbildung eines pseudoautonomen Verhaltens (Selbstverteidigung, forsches Auftreten, „große Klappe"). Ihre Aggressionsentwicklung war einerseits geprägt von dem negativen Vorbild des Vaters als Täter und andererseits von dem Bild der Mutter als Opfer. Sich lustvoll abzugrenzen und durchzusetzen im Kontakt und im Dialog mit dem anderen, Konflikt- und Problemlösekompetenzen zu entwickeln – all das war ihr kaum möglich. Farah benötigte viel Energie und weite Bereiche ihres Intellekts, um seelisch und körperlich zu überleben. Für Schulleistungen und Kreativität blieb nicht viel übrig. Sie schonte ihre Mutter, ihren ihr fast unbekannten Vater verachtete sie, ihre Freunde und Bekannten ordnete sie stur in ein Freund-Feind-Schema: Wer nicht für sie war, war gegen sie. Ständig bereit, sich lauthals in Streitereien zu verwickeln, provozierte sie über Jahre immer wieder die alten Schlüsselsituationen, die ihr Leben geprägt haben: Gewalt, der man mit Gewalt begegnen kann, – dann hat <u>sie</u> gesiegt – Gewalt, der man ohnmächtig ausgeliefert ist, – dann siegt die Traumaerfahrung, und in dem innerlichen Wiedererleben der alten Gewaltszene stockt erneut vor Entsetzen der Atem und setzt im Totstellreflex aus ...

Und wie geht es der Familie? – Systemdiagnose

In der *Systemdiagnostik* schauen wir zunächst auf das Familiensystem:

Was ist das für ein Gefüge? Wer gehört dazu, spielt welche Rolle? Wie gehen die Mitglieder miteinander um? Was machen sie bei Konflikten und in Krisen? Aber auch: Unter welchen sozialen Umständen wohnen und leben sie. Gibt es materielle Not?

Wichtig kann es sein zu wissen, wie sie in die Gesellschaft eingebunden sind – ob überhaupt!

Niemand in Farahs Familie konnte ausreichend von dem zur Verfügung stellen, was Kinder und Jugendliche für eine gesunde Entwicklung benötigen: Wärme, Nähe, Verlässlichkeit, Geborgenheit, Anregungen, klare Grenzen, ein wenig Zukunftssicherheit.

Die tiefe Liebe und Zärtlichkeit ihrer Mutter ist etwas, was Farah immer getragen hat, aber diese Liebe hat einen unguten Beigeschmack: Sie ist vergesellschaftet mit Angst und der Übernahme von Fürsorge des Kindes für den Erwachsenen – eine völlige Überforderung. Beide Eltern sind gezeichnet durch eigene geschädigte Persönlichkeitsanteile. Farah muss den Verlust des Bruders verarbeiten, die Familie hat keine Verwandten oder Freunde, die hilfreich einspringen können oder wollen. Es gibt niemanden, der das Kind in seinem Leid hört oder sieht, hören oder sehen wollte. Farah lebt in einem Familienklima, welches von Angst und Unsicherheit geprägt ist und über lange Jahre hindurch durch Gewalt. Nachdenken, etwas besprechen oder Hilfe holen ist in einem solchen Zusammenhang für die Kinder und Jugendlichen einfach nicht denkbar, – sie können nur erstarren oder irgendwie handeln, sei es noch so selbstschädigend oder erfolglos.

Therapie

„Gut, weißt du, so langsam kann ich mir das alles vorstellen. Und langsam finde ich das irgendwie normal. Ich meine nicht, dass die Kinder krank werden, sondern wie so etwas entsteht. Davon kennen wir doch alle etwas. Denk mal an deinen Bandscheibenvorfall, der kam doch auch – schwupp, als du in der Firma auf einmal an den neuen Platz solltest und es mit der Angst bekamst, ob du das schaffen würdest. O Mann, ich seh dir an, was du jetzt sagen willst und du hast Recht: Meine Sehnenscheidenentzündung letzten Monat genau zu dem Zeitpunkt, als Tante Isa es sich für die nächsten zwei Wochen bei uns gemütlich machen wollte ... Ist doch irgendwie spannend? Jetzt fang aber bloß nicht an, jeden Schnupfen bei mir zu hinterfragen! Worauf ich aber hinaus wollte: Wie kann man denn so etwas wieder wegkriegen? Wie sieht denn da Therapie aus? Mit „gut zureden" bin ich da noch nicht weit gekommen. Das weißt du selber, wie ich mir bei Britta schon den Mund fusselig geredet habe, ne, das kommt einfach nicht an! Aber hör mal, wenn das damals schon angefangen hat, als es mir so schlecht ging, ja, genau, und du nicht da warst! – Und wenn es seitdem so richtig etwas wie ihre zweite Natur geworden ist – immer lieb, freundlich, angepasst, gut in der Schule – wie will man das denn ändern? Die werden uns doch nicht das Kind verändern wollen?! So Gehirnwäsche oder was?

Eltern machen sich normalerweise viele Gedanken, was mit ihrem Kind in einer Therapie passiert. Sie haben Angst vor dem Unbekannten, sie haben Angst davor, dass sich eine fremde Person zwischen sie und das Kind schiebt, sie verspüren eine Kränkung, dass da jemand ist, der es ja anscheinend irgendwie besser weiß oder kann. Oft erleben sie den Therapeuten/die Therapeutin als Sinnbild ihres vermeintlichen Versagens – und gleichzeitig erleben sie sich als abhängig, angewiesen. Sie wollen, dass ihr Kind gesund wird, wollen, dass die Familie „in Ruhe lebt". Welch eine Zwickmühle! Welch eine fast zwangsläufige Ambivalenz, – wenn nicht der Therapeut/die Therapeutin von vornherein mit den Eltern und dem Kind ein Bündnis eingeht.

Und dieses beinhaltet:

- Wir sehen uns miteinander die Geschichte an und gewichten und bewerten sie gemeinsam in ihrer Bedeutung für den einzelnen.

- Wir vereinbaren die Ziele miteinander.

- Als Therapeutinnen und Therapeuten legen wir unsere Theorie offen. Das heißt, wir benennen unseren Ausbildungshintergrund, unser Verständnis von psychosomatischen Erkrankungen in ihren Ursachen und ihrem Sinn, unsere Art der Diagnostik und die Inhalte und das Vorgehen in der Therapie. – Und zwar im Vorfeld und nicht „so nebenher" in obligatorischen Elterngesprächen!

- Wir benennen Unterschiede zu anderen diagnostischen und therapeutischen Möglichkeiten und eröffnen alternative Behandlungsmöglichkeiten.

- Das Thema „Schuld" sprechen wir ebenfalls im Vorfeld an und ersetzen den Begriff durch „Verantwortung". Und wir sorgen unbedingt für innere Entlastung der Eltern, um eine lebensbejahende, aktive Zusammenarbeit zu ermöglichen.

Mit den Eltern muss offen erörtert werden, dass manchmal ihre Situation das beherrschende Element ist. Dass bei schweren Schicksalsschlägen oder eigenen schweren körperlichen oder seelischen Erkrankungen (wie Angst- und Panikerkrankungen, Traumatisierungen, schweren Depressionen, Persönlichkeitsstörungen) zunächst oder gleichzeitig sie selber therapeutische Hilfe in Anspruch nehmen müssen, bevor ihrem Kind wirklich geholfen werden kann.

Manchmal erscheint das Kind mit Bauchschmerzen für eine Zeit (!) als das kleinere Übel, bevor Familien völlig „zusammenbrechen" oder auseinander fallen. Zum Beispiel sehr „enge" Systeme wie bäuerliche Betriebe, in denen einer auf den anderen direkt angewiesen ist, Familien, in denen es ein im Endstadium an Krebs erkranktes Elternteil gibt, Familien mit einem Säugling. Hier bemühen wir uns, Entlastung für das psychosomatisch erkrankte Kind zu organisieren: Jugendgruppen, Nachmittagsbetreuung, Sportgruppen, aber auch Familienhilfe und soziale Unterstützung für die ganze Familie.

Therapie heißt „heilen" und nicht „anpassen"!

„Also pass auf, ich hab das verstanden, irgendwie ist das völlig logisch: Die Krankheit ist die Sprache des Kindes, und die Therapeuten versuchen zu verstehen, was das Kind sagen will. Na, das interessiert mich doch sehr, was Britta mit ihren Bauchschmerzen alles sagen will. – Du fragst, warum sie es nicht direkt sagt? Mann, warum gebe ich mir seit Tagen Mühe alles herauszufinden und dir dann zu erklären: Sie kann nicht! Damals konnte sie schließlich noch nicht reden und dann ist das irgendwie auf so eine unbewusste Schiene geraten, eben Körpersymptome! Britta muss erst mal Worte dafür finden, nein, erst mal muss sie mitkriegen, was in ihr vorgeht, ob sie angespannt wird oder ihr die Kehle zugeht oder das Herz schneller schlägt. Und sie muss ihre Gefühle irgendwie mitkriegen, weißt du, Angst und Wut und so was. Und dann muss sie lernen, was zu tun, damit sie sich wieder besser fühlt. Aber was Gescheites, was die Situation wirklich verändert, – nicht einfach ins Bett legen und jammern „mein Bauch". Was sagst du, ich hab mich damals auch immer ins Bett gelegt? – Meine Güte, immer im passenden Moment scheinst du richtig aufzupassen! O.K., da wir schon mal am Aufräumen sind: Ich gebe es zu, habe ich gemacht, ja! Aber erstens ist es lange her und zweitens wusste ich wirklich nicht, wie ich die Situation verändern sollte. Nein, nicht, weil mich meine Eltern unselbstständig erzogen haben, sondern weil es keinen Ausweg gab. Nein, ich war nicht bequem und feige schon gar nicht. Mensch, ich habe Angst gehabt, ganz schreckliche Angst! Zum Beispiel auch, dich zu verlieren und mit den beiden Kindern allein dazustehen. – Du wärst nie von uns weggegangen? Das sagst du jetzt! Damals haben wir uns gegenseitig fast nicht mehr ausgehalten, und ich wusste einfach nicht, wie ich es ändern sollte. – Du hast Recht, vielleicht fühlt sich Britta auch so ähnlich, – immer noch, obwohl doch vieles jetzt besser ist. Wir haben eigentlich nie mit dem Kind über die Zeit gesprochen. Meinst du, die hat von allem viel mehr mitgekriegt, als wir gedacht haben? Meinst du, wir sollten mal darüber reden? Oh je, wie macht man so was? Ich kann mich doch nicht hinsetzen und sagen: So, jetzt hör mal, ... Nein, das geht doch nicht. Jetzt lass uns mal schauen, wie die Therapeuten so was angehen. Was? Woher wir wissen sollen, ob die das richtig machen? Na, wenn es uns allen besser geht und

Britta keine Schmerzen mehr hat und wieder fröhlich wird, dann wird es wohl stimmen!"

Das Wort „Therapie" ist mit Vorurteilen und Nichtwissen mindestens genauso behaftet wie das Wort „Psychosomatik". Daran sind auch die Fachleute mit „schuld", die mit ihrem Auftreten und ihrer Fachsprache auf die Eltern nicht gerade aufklärend wirken. Und je kleiner die Kinder sind, umso schwerer wird es (auch für die Gutachter der Krankenkassen) sich vorzustellen, wie eine Psycho-Therapie da aussehen kann. Bei Psychotherapie denkt man an einen geschmackvoll eingerichteten Raum, einen intellektuell wirkenden Therapeuten hinter dem Schreibtisch oder auf einem der kommunikativ platzierten Stühle am Ecktisch oder – nur noch selten wie zu Zeiten Sigmund Freuds – am Kopfende der Couch.

Bei *Kinder-Psychotherapie* denkt man vielleicht noch an hübsch eingerichtete Spielzimmer, attraktive Handpuppen, Sandkisten mit kleinen Figuren ... Aber wie kann das gehen bei psychosomatischen Kindern, deren Probleme sich zumeist im ersten Lebensjahr entwickelt haben? Wie kann das gehen bei Kindern, deren Ausdruck gehemmt ist, die noch nie versucht haben, die nie die Möglichkeit hatten, sich kreativ und im Spiel auszudrücken und sich dadurch anderen mitzuteilen? Kinder, die also auch in der Therapie zunächst kaum auf Sprache zurückgreifen können, um ihre Not mitzuteilen, deren Einschränkung in diesem besonderen Teil der Entwicklung weit unter den Spiel- und Darstellungsmöglichkeiten eines Vier- oder Fünfjährigen liegt? Wie kann das gehen bei Kleinkindern oder Säuglingen?

„Dicht dran" sein – die Aufgabe des Therapeuten

Macht es da nicht Sinn, zu den ersten Schritten der Entwicklung wieder „hinunter" zu gehen und dem Kind zu helfen, all das Schwere Belastende „abzuarbeiten" und neues „von Grund auf" aufzubauen?

Jetzt kommt auch für eine „Fachfrau" das Schwierigste überhaupt: Wie soll ich etwas erklären, wofür es eigentlich keine Worte gibt? Und wie erkläre ich mit Worten all das, was während der Therapie gleichzeitig *in mir* abläuft? Ich <u>weiß</u> von der Geschichte des Kindes, der Eltern. Das hilft mir, Dinge einzuordnen, eine Struktur herzustellen. Aber ich <u>fühle</u> auch mit! Ich kann erahnen, welchen schlimmen Gefühlen und welchen daraus erwachsenden belastenden Verhaltensweisen sie sich ausgeliefert fühlen. Das heißt, ich bin „nah dran" und „ganz wach" für die Vergangenheit, in der alles begann, aber auch für das, was heute ist, und für die schwarzen Zukunftsvorstellungen, die nichts mehr zulassen an Freude und Zuversicht. Wenn ich dann dem Kind in der Therapiestunde oder den Eltern im Elterngespräch oder allen gemeinsam in der gemeinsamen Stunde gegenüberstehe, spüre und sehe ich, was in diesem Moment aktuell ist und bearbeitet werden will. Kind und Eltern bringen immer mit, „worum es geht", sie bauen sofort unbewusst die „Szenen ihres Lebens" auf, und es liegt an mir, das aufzunehmen, ihm Platz zu geben, um es dann erfassbar und erfahrbar werden zu lassen.

Johanna ist 2 1/2 Monate alt und in der Klinik mit ihrer Mutter aufgenommen wegen unstillbaren Erbrechens und heftiger Schreiattacken. Ich besuche die Mutter auf der Säuglingsstation, um einen ersten Eindruck zu erhalten. Als ich die Tür zu dem Krankenzimmer öffne, sehe ich eine junge Frau mit riesigen Augen voller Angst, sie schaut auf ihr Kind, welches sie in dieser Sekunde in unsicherer Haltung irgendwie „freischwebend" über dem Bettchen hält. Das Kind schreit und die Mutter scheint nicht zu wissen, was sie mit ihm machen soll. Ich stelle mich vor, zögere und gebe dem Impuls nach, sie zu fragen, ob es ihr recht ist, mit ihrem Kind auf die Psychosomatik verlegt zu werden. Sie schaut mich an, wie man ertrinkend auf einen Strohhalm schaut, murmelt etwas von: „Eigentlich sollten wir heute entlassen werden ...". Und etwas lauter und ohne mich aus den Augen zu lassen: „Wann?" – So lerne ich Johanna und ihre Mutter kennen.

In den folgenden Tagen erzählt mir die Mutter ihre Geschichte, die ein einziger Kampf um Autonomie und Identität gegen die eigenen Eltern war. Als Johanna geboren wird, fühlt sie sich überrollt von ihrer eigenen Geschichte und der Verantwortung für die Tochter, für die sie meint, kämpfen zu müssen wie für sich selber, um ihr den Schutz zu geben, den sie selber nie ausreichend erhalten hatte. In den 2 1/2 Monaten seit der Geburt hat sich bei der Mutter eine massive Angstsymptomatik mit Herzklopfen, Schweißausbrüchen und Würgegefühlen entwickelt. Sie erträgt das Schreien des Säuglings nicht, deutet es im Sinne ihres eigenen inneren Entsetzens, versucht unausgesetzt das Kind zu füttern und erlebt sich „freischwebend" und ohne jeden Halt, so wie sie das Kind *gehalten* hatte, als ich sie zum ersten Mal sah. Aber Johannas Mutter hat eine große Stärke: Sie will wissen! Und Tag für Tag lässt sie sich mit Kopf, Herz und Bauch auf ihre Fokaltherapie ein. Eine Fokaltherapie ist eine kurzzeitige Therapie, die die aktuelle Überlastungssituation auf dem Hintergrund der entsprechend schwierigen Lebenserfahrungen bearbeitet. So wie Johannas Mutter ihre Angst und Anspannung im Kontakt mit mir, ihrer Geschichte und ihren schwarzen Zukunftsvorstellungen bearbeitet, so „bearbeitet" Johanna in der Säuglings-Therapie ihre Anspannung und Unruhe auf dem warmen Wasserbett, im Bohnenbad, in der Hängematte, gefönt und gebürstet in einer Atmosphäre von Zuwendung und Sicherheit. Der Vater, erst misstrauisch und hilflos, ist immer häufiger anwesend, fragt, bringt sich ein. Liebevoll hält er seiner Frau den Rücken frei, das heißt er verhindert Besuche von Eltern und Schwiegereltern und kümmert sich um ihr gemeinsames Zuhause. Er besucht Frau und Tochter morgens und abends, macht Mut und wirkt stabilisierend.

Nach drei Wochen können Tochter und Mutter entlassen werden.

Die Eltern möchten ihren Sohn Jochen, 11 Jahre, wegen seiner Essprobleme bei uns behandeln lassen. Jochen wiegt viel zu viel für sein Alter, er isst ständig, vor allem Süßigkeiten. Die Mutter bittet für sich um einen Termin bei mir. Als ich sie zu der Stunde begrüße, fühle ich beim Händedruck, wie kalt und kraftlos ihre Hand ist. Sie sitzt mir gegenüber und ihre Oberschenkel zittern, Tränen schimmern... Sie fragt mich: „Erfährt irgend jemand außer ihnen, was wir hier besprechen?" Ich weise auf meine Schweigepflicht hin, über die sie, wie ich sicher annehme, sowieso informiert ist, und bitte sie, mir zu erzählen, wovor sie soviel Angst hat. Schluchzend berichtet sie von der Vergewaltigung durch einen Onkel vor der Ehe. Ihr Mann weiß es nicht, und auch sonst kein Mensch, und es soll auch nie jemand erfahren. – Nun hat sie es ja mir erzählt! Was machen wir damit? – Aus dieser kurzen Szene wird deutlich, unter welch einer psychischen Belastung hier eine Frau seit Jahren gestanden hat. Und weil sie voller Scham und Entsetzen war und vergessen wollte, hat sie die schlimme Erfahrung nie mit jemandem geteilt. In den nächsten Tagen arbeiten wir behutsam daran, was es für sie damals hieß, in der Ehe ungewollt schwanger zu werden, gebären zu müssen und einen Sohn, d.h. einen zukünftigen Mann, geboren zu haben. Was es für ihr Verhältnis zu ihrem Sohn heißt, dem sie ihre Liebe nicht wirklich geben konnte und der bald „wenigstens" Nahrung wollte. Immer mehr Nahrung, je süßer je lieber ...

Der Junge hämmerte in den ersten Therapiestunden ununterbrochen und voller Energie an einem Kreuz aus Sandstein, welches er „für mein Grab" bestimmte. Da die Arbeit mit der Mutter gleichzeitig lief, konnte sie es ohne all zu großes Erschrecken begreifen als eine greifbare Darstellung seines inneren Zustandes. Die Mutter konnte zunächst mit ihrem Mann, dann mit ihrem Sohn über die traumatische Erfahrung der Vergewaltigung in ihrem Leben reden und darüber, welche Auswirkungen das auf ihre Möglichkeiten von Nähe, Zärtlichkeit und Liebe hatte. „Zu wissen" war für Jochen der Einstieg in eine intensive therapeutische Arbeit, in der es um „Nicht-gewollt-sein", Scham, ohnmächtige Wut und ein tiefes Bedürfnis nach Liebe ging. – Die Frage der

Mutter im Erstgespräch, ob auch niemand etwas erfahren werde, hieß in der Übersetzung: Kann ich zu ihnen soviel Vertrauen aufbauen und genug Halt bekommen, so dass ich endlich darüber reden kann ...?

Die Zusammenarbeit mit den Eltern

„Weißt du, wie ich mich fühle? Wie im Schleudergang der Wasch-
maschine! Ich weiß nicht mehr, wo oben oder unten ist, ob ich
frei schwebe oder irgendwo aufschlage. Alles kommt wieder hoch.
Dass ich das letzte Kind war, die tote Schwester davor, Mutter
mit ihrer ewigen Trauer, – macht mir jetzt solche Wut! Mein
„sprachloser" Vater, den ich so gebraucht hätte, – macht mich
jetzt so traurig! Immer brav, mit 14 mochte ich nichts mehr es-
sen. Die Lehre kaum durchgestanden. Dann habe ich dich ken-
nen gelernt, und ich hab mich so auf unsere eigene kleine Fami-
lie gefreut, und ich hab mich so angestrengt. Aber irgendwie war
ich tief drinnen immer traurig – und wütend. Dann kam Thor-
ben, unser „Stammhalter", in der Zeit war ich so stolz. Dann
kam Britta, ein Mädchen, wie die verstorbene Schwester, und
mit ihr die Angst. Es war so schlimm für mich als Kind! Immer
redete meine Mutter von meiner Schwester – die nicht mehr da
war! Für mich war sie wie ein Gespenst, das mir die Luft zum
Atmen nahm. Ich habe nie gewusst, ob ich ein Recht auf mein
eigenes Leben hatte, – oder ob ich ihres leben sollte. Und manch-
mal die Angst, so früh zu sterben wie sie. Und als Britta da war,
– die Angst, sie müsse vielleicht auch so früh sterben! Und dann
schrie Britta soviel, und ich dachte immer, sie hat doch was Ern-
stes. Und ich war so erschöpft. Und oft war mir einfach alles
zuviel. Und dann habe ich mich so schuldig gefühlt, dass ich
mich gekümmert und gekümmert habe, um dieses Gefühl von
Schuld wegzudrücken. Aber ich glaube, ich habe Britta nicht
mehr wirklich gesehen. Ich wollte zwei unproblematische Kinder
und eine heile Familie. Punkt! –

Ich fand es lieb von dir, dass du gestern in dem Elterngespräch
meine Hand genommen hast. Du warst da so mutig auszuspre-
chen, wie du dich gefühlt hast, als Britta so klein war: Die Angst
um den Job, die Angst, nicht für die Familie sorgen zu können.
Wie allein du dich oft gefühlt hast, weil ich nur mit den Kindern
beschäftigt war. Du hast dir was anderes gewünscht. Ich bin trau-
rig. – Jetzt sitzen wir hier beide und heulen. Das ist mir vielleicht
'ne schöne Therapie! Aber die haben uns ja gewarnt: Erst ganz viel
Chaos, – und dann wird's neu, anders, besser. Ich will da jetzt
dran glauben, zurück geht es nicht mehr!"

In einem Buch über Kindertherapie zunächst Elternarbeit! Unge-
wöhnlich? Nein! Logisch! Ohne die Eltern „im Boot", ohne das
Wissen um ihre Geschichte, ohne ihr Hin-Spüren und ihr Wissen,
ohne eine offene **gemeinsame** Arbeit keine Kindertherapie! (Bei
Jugendlichen ist es manchmal anders, siehe Kapitel *Die Quadra-
tur des Kreises − psychosomatisch erkrankte Jugendliche*) Wenn
es ohne Eltern gehen muss, weil es sie nicht mehr gibt oder weil
sie sich weigern zu sorgen, und das Jugendamt die Sorge über-
nommen hat, bekommt psychotherapeutische Arbeit einen anderen Charakter. Sie arbeitet dann mit dem so Vorgefundenen, ist
aber gezwungen, andere Schwerpunkte zu setzen und in anderer
Differenzierung vorzugehen: Zum Beispiel gilt es dann zunächst,
die Traumatisierung des Kindes durch den Verlust oder die Tren-
nung oder die Ablehnung als Ganzes zu bearbeiten und die psychosomatischen Symptome als einen Teil dieser „Gesamtproble-
matik" zu sehen.

Unser medizinisch-therapeutisches Gesundheitssystem „krankt"
daran, hierarchisch und einseitig zu denken und zu handeln: Hier
die „schlauen Experten", da die Patienten, die auf die Experten
angewiesen sind. Das System der Experten hat eine eigene Sprache, die außer ihnen niemand versteht, hat ein „geheimes" Wissen, welches sich angeblich nur über die Spezialsprache mitteilen
lässt und so auch von keinem normalen Menschen verstanden
wird. Es verfügt über Nummern, Codierungen, Diagnosen, unter
die man als Patient „fällt", und schon hat man einen Stempel, ein
Etikett, und das haftet zäher an einem als Pattex. In dieser Denk-
tradition scheinen Krankheiten, Schmerzen, Verhaltensauffällig-
keiten und Probleme irgendwie schicksalsmäßig vom Himmel zu
fallen. Die Symptome werden mit erheblichem finanziellem und
pharmazeutischem − allerdings weniger personellem Aufwand,
also Zuwendung − bekämpft. Die Entstehungsgeschichte verbleibt
im Dunkeln. So bleiben Patienten abhängig, erfassen die Zusammenhänge nicht, werden nicht wieder Herr (und Frau) ihres
Schicksals, entdecken nicht den Sinn im Erlebten. − Und wir Pro-
fessionellen bleiben wichtig und produzieren unsere Arbeit immer wieder selber neu. So meldet sich zum Beispiel nach medika-
mentös „erfolgreich bekämpften" Kopfschmerzen, ein zweites Symptom, zum Beispiel die Nackenschmerzen, und nach dessen mehr
oder weniger erfolgreicher Bekämpfung das dritte, zum Beispiel

die Schmerzen im Arm, die bis in die linke Brust ausstrahlen, so dass neben dem Hausarzt und dem Orthopäden auch noch der Herzspezialist auf den Plan gerufen wird. – Wer fragte, unter welcher Belastung die Frau stand? Wer wollte wissen, ob die Pflege der an Diabetes und Alzheimer erkrankten Schwiegermutter neben der Arbeit im Haus und auf dem Hof eine unmenschliche Belastung war, und wer bemerkte, dass sich ein körperlich-seelischer Zusammenbruch ankündigte? Wer ahnte, dass die chronischen Bauchschmerzen der Tochter und ihre Schulverweigerung hier ihre Ursache haben?

Elternarbeit in der Psychosomatik ist mehr als „Elterngespräche", sie ist etwas anderes als „systemische Familientherapie". Elternarbeit in der Psychosomatik heißt Halt und Sicherheit zu geben für eine turbulente Zeit, in der Mutter und Vater sich mit dem Teil ihrer eigenen Geschichte auseinandersetzen, der für das Krankwerden des Kindes Bedeutung hat. Elternarbeit heißt, das ausbrechende Chaos positiv zu deuten als Phase des Umbruchs, ohne die es keine neue Ordnung, das heißt, kein besseres Leben in der Familie gibt. Es heißt, zu stützen und zu begleiten auf dem Weg, auf dem Altes verabschiedet werden kann und neue positive Lebensperspektiven aufgebaut werden. Elternarbeit heißt offene Solidarität in einer Gesellschaft, in der nur der Schnellste, der Schönste, der (Erfolg-)Reichste zählt, in der es kaum noch Atempausen gibt, um aus dem „Hamsterrad" zu springen und sich umzuschauen, wohin der Weg eigentlich geht oder gehen sollte.

Aber erst wenn wir die Zusammenhänge in unserem Leben wieder begreifen, bekommen wir ein Gefühl von Sinn. Und allein ein „Sinn-volles" Leben wird als lebenswert empfunden.

„So, jetzt will ich auch mal was sagen! Vielleicht, weil ich seit gestern das Gefühl habe, gefragt zu sein. Hast du eine Ahnung, wie ich mich vorher gefühlt habe? Elterngespräch! Mit zwei so Psychofritzen ... O Gott, lieber hätte ich diese Woche 10 Überstunden gemacht! Du meckerst ja schon immer an mir herum, von wegen ich würde meine Gefühle nicht zeigen –, und dann Psychologen und Psychotherapeuten oder wie die sich schimpfen. Das kann sowieso kein Mensch auseinanderhalten. Ich habe gedacht, die fragen mich aus und denken sich bei jedem Satz heimlich was,

und ich verstehe gar nicht, was die wollen, und werde das nur schrecklich finden. – Aber es war nicht so! Es war – irgendwie spannend! Ich habe an die Fernsehsendung von Sonntagabend gedacht, wo die diese Ausgrabungen gemacht haben. Das haben wir gestern zu viert irgendwie auch gemacht: Ganz vorsichtig, weil jedes Teil ganz wichtig sein könnte, und je tiefer desto mehr Schutt und so, und dann waren da ganz kostbare Sachen von früher. Zum Beispiel hatte ich ganz vergessen, wie wichtig meine Oma für mich war, wie lieb sie immer zu mir gewesen ist und dass ich zu ihr hingehen konnte, wenn ich es zu Hause nicht mehr aushielt. Und ich konnte am Ende der Stunde besser verstehen, wie alles zusammenhängt, was uns damals passiert ist, als du mit Britta schwanger warst, wie wir seitdem gelebt haben und warum Britta jetzt immer ihre Bauschmerzen hat. – Ich könnte mir immer noch eine bessere Beschäftigung vorstellen, aber es ist jetzt O.K. Ich freue mich auf die Therapiestunde mit Britta zusammen! Ja, genau: Und ohne dich! Mütter sind manchmal einfach zu ängstlich. Und du weißt, was die Therapeutin gesagt hat: Es wird in der Stunde vermutlich um Toben und Aggressiv-Sein und Laut-Sein und Durchsetzen gehen, und vielleicht werden wir Geschirr schmeißen und solche Sachen – keine Sorge, die haben bestimmt eigenes dafür ...“

Väter und Therapie – schwer zusammenzubringen!?

Seit jeher gehören alle Bereiche, die mit Gefühl, Kranksein und Leiden zusammenhängen, zur Domäne der Frauen. Wer als Therapeutin oder Therapeut einen Vater zu begeisterter Zusammenarbeit bringt, darf stolz auf sich sein. Die Väter, die von sich aus um eine Therapie für ihr Kind bemüht sind, sind Mangelware. Aber: Väter werden in den Kindertherapien genauso gebraucht wie Mütter. In der normalen Entwicklung des Kindes spielt zum Ende des ersten Lebensjahres der Vater eine immer wichtigere Rolle. Er hat nicht nur seine Bedeutung darin, der empfindsamen Zweiheit von Mutter und Kind Schutz und Halt zu geben, denn mütterliches Verhalten ist im Wesentlichen von dem unterstützenden, auch abschirmenden oder aber belastenden Verhalten des Vaters abhängig. Seine Bedeutung liegt auch darin, Generationengrenzen zu wahren. Das heißt, etwa zum Ende des ersten Lebensjahres des Kindes Sorge dafür zu tragen, dass er, als Dritter, in dem Zusammensein mit dem Kind immer mehr Zeit und Bedeutung bekommt. So hilft er dem Kind bei der Erlangung der so wichtigen Fähigkeit der Triangulierung, das heißt, mit mehr als einem Gegenüber zurecht zu kommen, und er hilft dem Kind, eine erste Loslösung von der Mutter zu erreichen. Und die Mutter unterstützt er, wieder ihre Rolle als Frau zu finden, als eine Frau, die eigene – vom Kind unabhängige – Bedürfnisse und Lebensziele hat.

Dieses ist besonders bei entwicklungsauffälligen Kindern ein brisantes Thema.

In den Therapien erleben wir zunächst Mutter und Kind zumeist viel zu eng verbunden. Sei es, dass sie sich **real** aus der Gemeinsamkeit einer schwierigen frühen Zeit noch nicht gelöst haben! („Ich bleibe bei dir, Mama, und halte zu dir, aber dafür darfst du mich nicht in die gefährliche Welt schicken!" „Bleib bei mir, Kind, ich brauche Dich, die Welt ist gefährlich."). Oder sei es, dass sie durch die Erkrankung oder die Symptome des Kindes in der Zweisamkeit „festsitzen". Oder auch, dass äußere Umstände (in der Familie) Mutter und Kind dauerhaft „zusammenschweißen" („Wir haben doch nur uns!" Oder: „Wenn ich dich nicht hätte!").

In dem Maße, wie sich in der Therapie diese überenge, einengende, oft hochambivalente Beziehung zwischen Mutter und Kind lockert, ist der Vater als „guter Dritter" gefragt mit seinen Kompetenzen, Leben anzufassen und zu gestalten, sich mit der Welt auseinander zu setzen, sie zu erkunden und sich nutzbar zu machen. Das Kind kann sich weiterentwickeln und neue Kompetenzen aufbauen, wenn folgendes – in enger Abstimmung – gelingt: die Mutter zu entlasten, so dass sie „loslassen" kann, den Vater „anzubinden" mit seiner für das Kind so wichtigen Rolle als „Dritter" und als drittes, die Fähigkeiten des Kindes zu fördern, sich zu spüren und wahrzunehmen, sich in Wünschen und Bedürfnissen auszudrücken – zunächst kreativ und über den Körper, dann auch über die Sprache –, sich auseinander zu setzen und gegenüber anderen abzugrenzen. Leben als lustvoll zu empfinden und positive Zukunftsperspektiven zu entwickeln ist das Ziel.

Herr H. wirkt wie ein gebrochener Mann. Er ist erst Ende 40, groß von Statur, aber gebeugt und in allen Bewegungen wie gelähmt. Er ist arbeitslos, kümmert sich um den Haushalt. Seine Frau sagt: „Er versucht, sich um den Haushalt zu kümmern, während ich zur Arbeit bin!" Die Eltern haben ihr Kind vorgestellt, weil der Kinderarzt die ständigen Hautausschläge und asthmaähnlichen Symptome als psychosomatisch einschätzt. Tom ist 9 Jahre alt und hat einen Zwillingsbruder, Bernd, und einen kleinen 4-jährigen Bruder, Philipp. Die Eltern beschreiben Tom als unruhig, unkonzentriert, ängstlich. Seit der Säuglingszeit schläft er nur bei Licht. Abends geht er nicht mehr in die oberen Räume des Hauses. – Schwangerschaft, Geburt und die frühe Zeit des Zwillingspaares wurden beherrscht von der Unsicherheit der Familie, Wohnung, Arbeit, Finanzen betreffend – und von den Angstzuständen der Mutter, deren schwerste Lebenserfahrungen durch Schwangerschaft und Geburt wieder aufgebrochen sind. Als Tom gut ein Jahr alt war, musste er aufgrund einer unklaren Diagnosestellung ins Krankenhaus. Der Vater erzählt: „Wir haben ihn besucht. Da stand er in seinem Schlafanzug im Gitterbettchen, hielt sich an den Stäben fest und guckte mich durch die Stäbe hindurch so leer an ...! Ich habe gedacht, ich kriege einen Schlag in den Magen. Seitdem habe ich es nicht mehr ausgehalten, Tom lange anzugucken oder etwas mit ihm zu machen, – für Tom war meine Frau zuständig ..." In den folgenden Tagen nähern wir uns behutsam Herrn H.'s Geschichte, in der ein Gitterbettchen eine schmerzliche Rolle spielte. Herr H. beschreibt seine Mutter als putzwütig und hartherzig. Noch mit 4 Jahren habe er stundenlang in seinem Gitterbett sitzen müssen, weil die Mutter keine Unordnung im Haus ertragen konnte. Der Vater von Herrn H. sei „weich und freundlich" gewesen. Er habe sich aber gegen seine Frau nie durchsetzen können und sei die Zeit nach seiner täglichen Arbeit außer Haus als Steuerprüfer, schnell im Bastelkeller verschwunden, wo er mit unendlicher Geduld kleine Motoren zusammenbastelte. Herr H. wurde zu einem weichen, freundlichen Mann, der sich aber nie wirklich durchsetzen konnte. Als er seine Frau heiratete, wiederholte er die Erfahrung mit einer agilen, durchsetzungsfähigen Frau. Wie immer birgt die Wiederholung eines alten Musters Entlastung, weil wir uns „in gewohnten Bahnen" bewegen, gleichzeitig besteht die Gefahr von Erstarrung und Entwicklungsbehinderung, weil wir Neues nicht mehr wagen. Tief berührt konnte Herr H. erkennen, wie sehr sein Schicksal das seines Sohnes Tom prägte. Eine nie gespürte Zärtlichkeit für dieses Kind stieg in ihm auf und die Lust, mit ihm zusammen wirklich zu leben, das heißt zu lachen, zu spielen, zu reden, zusammen zu sein ... Tom registrierte mit Begeisterung die jetzt offenen Arme des Vaters, wurde ausglichen und fröhlich und zeigte Hustenattacken nur noch in schwer belastenden Situationen. Die Mutter, die – wie ihr Mann – in der Therapie an ihrer Geschichte hart gearbeitet hatte, verstand. Sie verstand vor allem loszulassen, auszuruhen und selber weicher zu werden. Schon während der Zeit in der Klinik besserte sich der Zustand von Toms Haut. – Nach ungefähr einem halben Jahr rief die Mutter an: Seit drei Monaten sei alles im grünen Bereich, keine Entzündungen, keine Verschorfungen.

Die Arbeit mit der Mutter – alles entscheidet sich

„Weißt du, ich hoffe so sehr, dass jetzt alles gut wird, aber da tauchen auch so schlimme Fragen in mir auf: Was habe ich falsch gemacht? Ich fühle mich irgendwie schuldig. Und ich schäme mich auch, weil ich denke, ich war nicht fähig, Britta zu geben, was sie brauchte, konnte sie vor all dem nicht bewahren ... Ich weiß, es klingt blöd, aber ich fühle das so! – Was werden die von mir in den Einzelgesprächen jetzt wissen wollen? Wieweit muss ich da mitmachen? Wie offen kann ich sein? Ich hab doch diese Ahnungen in mir, wie das alles zusammenhängen könnte, – kann ich das sagen? Wird so eine Therapie überhaupt mit mir funktionieren? Und wenn Britta dann gesund wird, was wird dann? Ich habe Angst vor der Zukunft – wie kann die aussehen? Ich habe Angst vor den Auseinandersetzungen mit dir – wirst du das alles verstehen und mittragen? Ich habe Angst, Entscheidungen treffen zu müssen. Ich habe so Angst davor, dass mich noch mehr Altes einholt, das ich tief in mir verbuddelt habe!"

In die Gefühle und Gedanken der Mütter schleicht sich „der schlimmste Fall":

Was ist, wenn ich mein Kind verliere? Wenn ich versage? Wenn unsere Freunde und Verwandten über uns reden und uns links liegen lassen? Wie viel Macht hat so eine Therapie über ein Kind? Wird es vielleicht völlig verändert? Wenn wir anfangen, können wir vielleicht nicht mehr zurück?

Mütter haben große Angst davor, dass sie durch die „Fachleute" bestätigt bekommen, was die Umgebung schon signalisiert hat: Mit ihrem Kind stimmt etwas nicht! Es ist nicht ganz „normal"! Ihm fehlt etwas! Es ist „anders"! Es ist krank! Es wird sich nie normal entwickeln ...

„Warum wird die Angst weniger, wenn man darüber reden kann? Warum tut mir das gut, über diese alten Geschichten zu sprechen? Ich wollte mich niemals mehr daran erinnern, und jetzt ... Weißt du, zuerst musste ich immer so viel weinen in meiner Stunde. Und das war in Ordnung, und ich habe mich irgendwie sicher und aufgehoben gefühlt. Jetzt muss ich auch noch oft weinen, aber es ist auch so

viel anderes da. Ich habe zum Beispiel so getan, als säße mir meine Mutter gegenüber, und ich habe ihr gesagt, wie schlimm das für mich war, dass sie in mir nur immer meine Schwester gesehen hat. Und da hab ich eine solche Wut bekommen, ich hätte alles zusammenschlagen können, – hab ich dann auch: Mit einem alten Tennisschläger gegen einen Sandsack. Hinterher war ich total erschöpft, aber irgendwie auch erleichtert. Und jetzt soll ich einen Brief an meine tote Schwester schreiben. Ich weiß, das hört sich erstmal blöd an. Ist es aber nicht! Die Therapeutin hat gemeint, ich hätte der noch einiges zu sagen. Ich finde die Idee gut und merke, wie schon ganz viele Sätze in mir hochkommen. Ich geh nachher nach oben und versuch zu schreiben – und dann stört mich bitte nicht!"

Wenn ihre Kinder krank sind, leiden Mütter. Wenn sie nicht wissen, warum und woran das Kind erkrankt ist, leiden sie auf eine bedrückende, bedrängende Weise. Vielleicht wurde so vieles schon probiert, so viele Ärzte aufgesucht, Kliniken – vielleicht hat nichts wirklich geholfen.

Ich erlebe das Gefühl, mit dem mir die Mütter begegnen, als eine Mischung aus Vertrauen und Verzweiflung. Und zusammen bekommen wir dann (fast immer) etwas hin:

- Das Vertrauen bekommt Nahrung,

- neue Sichtweisen und neue Wege werden deutlich,

- und während Gefühle auferstehen und wieder fließen, erscheint das „Alte" auf einmal handhabbar.

Im Bereich von „Vorbeugung im Dienste seelischer Gesundheit" gibt es so vieles, was einfach zu lernen und im Grunde einfach durchzuführen ist:

Sich selber ernst nehmen. Nein sagen lernen. Hilfe einfordern und annehmen lernen. Würdigung der eigenen Geschichte. Lob und Achtung für all das, was man durchgestanden und gemeistert hat. Sich Zeiten der Muße verordnen. Konflikte und Ärger offen aussprechen und Lösungen aktiv suchen. Immer nach „Futter" für Geist und Seele Ausschau halten und vieles mehr.

Mütter lernen in der Therapie (ihres Kindes) – oft erstmals seit Jahren –, wieder loszulassen und zu entspannen. Sie registrieren dankbar, dass sie jetzt für ein paar Wochen einen großen Teil Verantwortung mit jemandem teilen können. Sie begreifen ihre Situation als eine wichtige Station auf ihrem Lebenspfad, eine Station des Anhaltens, des Neubesinnens, des Auftankens und des Pläne-Schmiedens.

Sascha ist 5 Jahre alt und wird uns wegen einer „im Grunde seit der Geburt" bestehenden Enkopresis vorgestellt. Die *nichtorganische Überlauf-Enkopresis* ist eine massive Verstopfung, bei der das Kind oft über viele Tage keinen Stuhl absetzt. Gleichzeitig ist portionsweise oder als ständiges „Schmieren" Kot in der Unterhose zu finden, da der dünnere Kot aus den oberen Teilen des Dickdarms einfach an den Seiten der im Darm festsitzenden Kotmasse entlangquillt und austritt. – Saschas Mutter ist „am Ende". Täglich mindestens 5 verschmierte Unterhosen, der Gestank ... Außerdem ist Sascha verschlossen und bockig, und er hört überhaupt nicht mehr auf seine Eltern. Die Mutter wirkt gehetzt, erschöpft. Wir nehmen Sascha in die stationäre Therapie auf, was den Jungen freut.

In den ersten Gesprächen erzählt die Mutter Teile ihrer Geschichte. Ihre frühesten Erinnerungen sind die streitenden Eltern. Sie hat „gekittet", also immer wieder versucht, ihre Eltern miteinander zu versöhnen! Ihre großen Brüder machten sich bald aus dem Staub. Sie blieb! Als Saschas Mutter 15 war, kam ihre Mutter in eine langfristige Entzugsmaßnahme wegen Tabletten- und Alkoholabhängigkeit. Saschas Mutter lebte von da an in einer betreuten Mädchen-Wohngruppe. Nach wenigen Wochen wurde sie durch einen Betreuer missbraucht. Er bedrohte sie und zwang sie immer wieder zum Geschlechtsverkehr mit zum Teil abartigen Bedürfnissen. Saschas Mutter erzählt, wie sie sich zunehmend als den „letzten Dreck" gefühlt habe. Sie begann Alkohol zu trinken, schwänzte häufig die Schule, „hing herum" ... Als sie 18 war, zog sie in eine eigene Wohnung. Die Mutter war zwar inzwischen wieder nach Hause zurückgekehrt, aber das Familienklima hatte sich nicht gebessert. Saschas Mutter hielt eine Lehre als Bürokauffrau durch und fand danach eine Anstellung in einer großen Firma. Von dieser Zeit berichtet sie, sie sei wie gespalten gewesen: Auf der Arbeit pünktlich, ordentlich, alle waren zufrieden, – am Wochenende oder im Urlaub „drehte ich durch". Sie betrank sich bis zur Bewusstlosigkeit, ließ sich von ihr kaum bekannten Männern „abschleppen", fiel in tiefe Depressionen. Mit 21 versuchte sie zum ersten Mal sich umzubringen. Eineinhalb Jahre später erneut. Dann lernte sie ihren jetzigen Mann Bernd kennen und stabilisierte sich. Die Tochter Stella wurde geboren, 2 Jahre später Sascha. Mit Sascha kam sie von Anfang an „nicht klar". Sie wusste nie, was er wollte, fand ihn laut und fordernd. Sie sagt, sie habe damals das Gefühl gehabt, „er frisst mich auf". Sie gab ihm früh die Flasche, da sie ihn an ihrer Brust nicht ertrug. Sascha schrie viel. Mit einem Jahr – so beschreibt seine Mutter – sei er schon unausstehlich gewesen. Es habe immer nur nach seinem Kopf gehen dürfen. Bekam er seinen Willen nicht, schrie er und schlug um sich. Im Kindergarten fiel er auf, weil er – nach Meinung der Erzieher – „falsch" sei. Er drangsaliere die anderen Kinder, sobald keiner der Erwachsenen hinschaue. Sascha wolle nicht mit in den Stuhlkreis, nicht malen, nicht basteln. Die Erzieher bemängelten seine körperliche Unsauberkeit: In dem Alter müssten Kinder selbstständig zur Toilette gehen können, oder zumindest müssten sie Bescheid sagen. Saschas Mutter versuchte es mit Zureden, In-Aussicht-Stellen von Belohnungen, Bestrafung … . Nichts half!

Nachdem wir nun um dieses Stück ihrer Geschichte gemeinsam wissen, bitte ich die Mutter, ihr Leben als Bild auf einen langen Bogen Papier zu malen. Gedankenverloren sitzt sie vor dem weißen Bogen. Dann greift sie zu Schwarz und beginnt links unten ein Nest zu malen, welches einen zerrissenen Boden hat. Unter das Nest malt sie einen nackten gotterbärmlich aussehenden Vogel. Dann greift sie zu Lila und malt eine übergroße Hand, daneben einen weit geöffneten Mund in Orange. In Grau erscheinen dunkle Wolken am oberen Bildrand und breiten sich nach rechts aus. Sie greift zu Rot und malt ein Haus. In das Dach schreibt sie: „Haus Hoffnung". Ihre Finger beginnen zu zittern, und die Tränen zu laufen, als sie erneut nach der schwarzen Farbe greift und das Haus mit schnellen abgehackten, harten Strichen immer wieder durchkreuzt. Sie nimmt den Stift in die Faust und hört erst auf, als das Papier unter dem Druck zerreißt. „Dreckskerl" weint sie wieder und wieder.

Viel Stabilisierung und Halt sind notwendig, bis Saschas Mutter nach dieser Stunde gehen kann und wir beide nicht mehr das Gefühl von „Gefährdung" haben. Als wir uns das nächste Mal treffen, bittet sie um ihr Bild und die Farben. Und sie malt in bunten sanften Tönen einen Weg mit Blumen und Bäumen und einem Bach. In regelmäßigen Abständen malt sie dicke Felsbrocken auf den Weg oder aus dunklen Wolken lange Blitze. Dann schreibt sie das Wort „Bernd" und umkreist es zärtlich viele Male mit einem gelben Stift. Dahinter schreibt sie das Wort „Stella" und umkreise auch dieses liebevoll mit Gelb und Orange. Dann lässt sie den Weg einen Knick nach unten machen und schreibt auf ihn das Wort „Sascha". Sie umrandet es vorsichtig zuerst schwarz, dann rot. – Dann blickte sie auf: „Da stehe ich jetzt!" Zusammen schauen wir auf den langen Bogen – plötzlich richtet sie sich auf, schaut mich erschreckt an, zeigt auf das durchgestrichene zerfetzte Haus in Rot und Schwarz und auf den Namen Sascha: „Die gleichen Farben!" – Die nächsten Stunden sind mit Einordnen und Annehmen gefüllt.

Der Therapieverlauf beim Kind
– Die Wege der Heilung

„Von oben nach unten"
oder: Erst einmal Stärke aufbauen!

„Wer erzählt zuerst, du oder ich?" – „Du! Deine Stunde mit Britta war zuerst!" – „Also, das hat richtig Spaß gemacht. Wir waren in dem Toberaum und zuerst wollte Britta, dass ich sehe, wie sie vom Trampolin in die Kissen springen kann. Und du hättest sie sehen müssen. Sie hat gelacht und geschrien und „Papa guck mal, Papa guck mal!" Und dann hat sie so eine dicke Luftrolle genommen, und ich musste mich wehren, ich habe gar nicht gewusst, dass meine Tochter soviel Kraft hat. Und dann hat sie mit mir mit so einem riesigen Ball spielen wollen, und sie hat den abgewehrt mit Händen und Füßen. Britta war so fröhlich, ich habe sie ewig nicht so gesehen. Ich musste sie in der großen Hängematte schaukeln und sie kam mit den Füßen bis an die Decke. Und dann wollte sie mit mir kämpfen, mit so weichen Keulen und hat sich die Therapeutin als Hilfe geholt, und ich bin richtig ins Schwitzen gekommen, und Britta hat nur gelacht. Und nachher sind wir noch ein Eis essen gegangen, und Britta hat mich gefragt, ob ich jetzt öfter mal mit ihre spiele. Da habe ich einen Kloß im Hals gehabt und hab gedacht: „Mist, ich hab wirklich so selten Zeit gehabt oder mir kaum Zeit genommen, und wenn ich welche hatte, habe ich gar nicht richtig gewusst, was ich mit dem Kind machen soll. Sonntags mal schwimmen gehen – aber sonst ..."

Kinder haben ihre eigene Art, sich den belastenden Erfahrungen zu nähern. Manche steigen gleich ein und „sacken" sofort ab: Das heißt, sie wirken traurig, bedürftig, haltlos, krank, wobei man nicht selten gleichzeitig die unausgedrückte Wut spürt. Andere Kinder, wie zum Beispiel Britta, betonen und kräftigen erst einmal ihre gesunden „Power"-Seiten. Erst wenn sie sich ausreichend sicher sind, dass sie stark sind, sich durchsetzen können, wenn sie dafür Unterstützung und Begeisterung finden, wenn sie sich

„widerständig" erleben und das als wichtiger Teil ihrer Persönlichkeit gesehen und anerkannt wird, erst dann wagen sie sich –
mit Zwischenstopps im kreativen Bereich – „hinunter" in die
„gefährlichen" Bereiche von Angst, Kleinsein, Abhängigsein, Kränkungen, Verletzungen, Ohnmacht ... .

Der „kreative Raum"
oder: der wortlose Entwurf

Den „kreativen Bereich" erlebte tags darauf Brittas Mutter:

„Bei mir war das gestern ganz anders. Erst haben wir alte Sachen angezogen, und dann haben wir uns um einen großen Tisch gesetzt, und jeder hat ein paar Dosen Rasierschaum leergedrückt, so dass riesige weiße Berge auf dem Tisch waren. Jeder hatte seinen! Und dann haben wir so Leuchtfarben darauf getropft und drüber laufen lassen, jeder seine Lieblingsfarben. Und dann haben wir ganz vorsichtig vermischt, Schaum mit Farbe, und das sah so unglaublich schön aus, und Britta hat immer gerufen: „Guck mal, Mama, wie das hier aussieht, und guck mal hier und guck mal da! Und ich hab dann vorsichtig aus meinem Schaum einen Berg geformt so einen mit eleganter Spitze, und da hat sie mich so komisch angesehen und mir – zack – den halben Berg geklaut. Und erst wollte ich sagen: „Das macht man doch nicht!" Aber die Therapeutin hat so vergnügt geguckt und fing schon an, Brittas Schaum zu klauen, dass ich dann einfach bei Britta „zurück"geklaut habe. Und dann ging das hin und her und „patsch" und „matsch" und auf den Fußboden und gegen die Wand. Die haben ja so Wände, wo man das machen kann – und dann wollte Britta mit dem ganzen Schaum auf mich losgehen. Das ist mir dann aber doch zuviel geworden, ich musste ja nachher noch Thorben von der Schule abholen. Aber ich habe ihr versprochen, dass wir uns nächste Woche mal so richtig einmatschen können."

Der kreative Raum ist lustvoll, sinnlich, unordentlich, ein wenig anarchisch, voller kreativer Möglichkeiten – oft gegen alles, was uns die Erziehungsbücher beibringen möchten. Im kreativen Raum erfährt sich das Kind – unter den wohlwollenden Blicken von Mutter und Vater – mit Körper und Seele in seinen Möglichkeiten und erprobt sie. Es nimmt wahr über alle Sinne, jede Körperzelle. Mit diesen Wahrnehmungen entstehen Gefühle und aus ihnen das spontane Bedürfnis zu handeln, zu „kreieren" – entweder sich selber zu erproben (was kriege ich vom anderen? kann ich geben und nimmt der an? komm ich da hoch, kann ich daran, passe ich darunter?) oder die Welt (was kann man nicht alles machen mit

Wasser, Schaum, Sand, Blättern, Steinen, Stöcken, Decken, Farben, Behältern ...). Diese Erfahrungen werden normalerweise ab dem Ende des 1. Lebensjahres verstärkt gemacht. Unermüdlich erkundet das Kind sich selbst und die Welt. Es benennt und findet erste Worte, bildet Begriffe und entdeckt die Sprache als Möglichkeit, sich mit-zu-teilen und von anderen etwas zu erfahren.

Psychosomatisch erkrankte Kinder haben den *kreativen Raum* viel zu kurz oder zu flach erlebt. Die körperlich-sinnlichen Erfahrungen, die Basis aller Entwicklung sind, haben sie nicht in ausreichendem Maße machen können. Oft haben sie früh gelernt zu sprechen, aber ihre Sprache ist wenig „gefühlvoll", benennt keine inneren Zustände, beschreibt keine Gefühle, weder die von sich noch von anderen. In der Therapie gehen die Kinder noch einmal dort „unten" hin, entdecken sich selbst in ihren Möglichkeiten neu und bringen Lebenslust und Gestaltungsfreude mit nach „oben".

„Von unten nach oben"
oder: wie Phönix aus der Asche

In den folgenden Tagen pendelt Britta zwischen „powern" und kreativem Entdecken, dann kommt der natürliche „Absturz":

„Haben sie dir das sagen können, warum Britta am Wochenende Fieber hatte und gebrochen hat? Hat sie einen Infekt oder geht jetzt alles von vorne los?" – „Reg dich nicht auf, es ist alles in Ordnung! Sie hat keinen Infekt und einen „Rückfall" hat sie auch nicht. Die Therapeutin hat gesagt, das muss so sein!" – „Was, das muss so sein? Nach 2 Wochen Therapie, wo wir schon Hoffnung gehabt haben, dass der Alptraum vorbei ist, muss das so sein? Das musst du mir aber erklären!" – „Also, die sehen das so, dass Britta irgendwie erst Kraft getankt hat und jetzt mutig genug ist, sich mit ihren Gefühlen von Alleine-Sein und Traurig-Sein und Über-haupt-nichts-machen-Können so, wie sie das früher eben immer gefühlt und gedacht hat, auseinander zu setzen. Ich kann dir das auch nicht so gut erklären, aber die Therapeutin hat mir von der Therapiestunde nach dem Wochenende erzählt: Britta ist erst ganz still gewesen und wollte irgendwie gar nichts, hatte zu nichts Lust. Dann hat sie sich in die große Hängematte gelegt und wollte ganz wenig geschaukelt werden. Die Therapeutin hat sie dann wohl gefragt, ob sie wie in einen Kokon eingepackt werden wollte und hat das dann gemacht, – irgendwie in Felle und Decken rundher-um eingewickelt und sie wieder in die Hängematte gelegt und ge-schaukelt. Und dann hat Britta wohl einfach geweint. Die Thera-peutin hat gesagt „das lief einfach immer so runter". Und nach der Stunde haben sie Erdbeertee getrunken, weißt du, den mag Britta doch so. Ja, und gestern die Stunde war dann auch irgendwie so. Britta wollte in dieses Kinderplanschbecken, das die mit Styropor-chips gefüllt haben, und da hat sie sich ganz einbuddeln lassen, und dann hat sie erzählt, wie traurig sie immer gewesen ist und dass sie das nie jemandem erzählten konnte, weil sie gedacht hat, ich wäre ja selber oft so traurig und du wolltest das sowieso nicht wissen und Thorben würde sie auslachen und Oma Lena würde sich schrecklich Sorgen machen ... Und dann hat sie wohl noch ein Bild von ihrer Trauer gemalt, das soll aber erst mal noch keiner von uns sehen. Die Therapeutin war ganz zufrieden, aber ich bin jetzt auch ganz traurig, – und morgen haben wir Elterngespräch ..."

Wenn sich die Kinder in der Therapie „fallen lassen", suchen sie intuitiv Geborgenheit, Halt, Nähe, Wärme, Fürsorge, – oft in der Person der Therapeutin oder des Therapeuten, oft begleitend durch die Möglichkeiten, die der Raum bietet. Sie wollen geschaukelt werden, wünschen sich, ein Nest oder eine Burg gebaut zu bekommen, lassen sich buchstäblich in Watte wickeln, buddeln sich in große Holzkisten voller Bohnen oder Styroporchips, bauen sich Höhlen oder Betten... Wer sie ruhig und sorgsam begleitet, wird bald erleben dürfen, wie sie ausdrücken – ob im Wort oder im Symbol – was sie mitgemacht haben, wie sie sich damals und oft bis heute gefühlt haben. Manchmal beginnen sie, sich ein Märchen auszudenken, kommen an den heikelsten Stellen nicht weiter, bitten mich, es weiter zu erzählen, und geben mir dadurch die Erlaubnis, etwas bisher Unsagbares in Worte zu kleiden und es dadurch real und greifbar zu machen. Es ist der Weg aus der inneren Einsamkeit, jetzt wird etwas geheilt und dadurch das Symptom, welches bisher Symbol für Erlebtes war, überflüssig.

„Das Märchen von Lymia":

Bernadettes Start war wirklich hart: Völlig vernachlässigt von den kranken und von Suchtmitteln abhängigen Eltern, verbrachte sie die ersten eineinhalb Lebensjahre. Als das Jugendamt das kleine Mädchen in ein Kinderheim brachte, hatte es den Entwicklungstand eines sechsmonatigen Säuglings. Als das Mädchen mit knapp drei Jahren zu ihren jetzigen Adoptiveltern kam, konnte sie noch immer kaum sprechen und war in vielem weit zurück.

Als ich Bernadette kennen lerne, ist sie acht Jahre alt. Sie ist ein hübsches, fröhliches Mädchen, welches Freundinnen hat und ganz normal in die Grundschule geht. – Diese Entwicklung grenzt für mich fast an ein Wunder! Ihren Adoptiveltern macht es Sorgen, dass Bernadettes Denken manchmal wie blockiert ist und dass sie sich zeitweise völlig verweigert – aus nichtigen Anlässen heraus. Ja, und das heftig aggressive Verhalten, vor allem gegen die Mutter, ist auch nicht schön.

Während einer Therapiestunde will Bernadette in die mannshohe Kiste, die zur Hälfte mit Styroporchips gefüllt ist. Die

Kiste hat einen „Wackelfuß" und lässt sich wunderbar hin und her schaukeln. Bernadette wühlt sich tief in die Chips, verlangt, dass ich das blaue „Zaubertuch" – das mit den Sternen – über die Öffnung breite, und sie will geschaukelt werden. Ich soll ein Märchen von einem Baby erzählen.

„Es war einmal ein kleines Mädchen ..." „Nicht aufhören zu schaukeln!" „Oh, – nein, gut ich schaukele weiter! Also: Es war einmal ein kleines Baby, das hieß ... Ja, wie hieß das?" „Das hieß Lymia!" „Oh, gut, also, das hieß Lymia! Die Eltern, denen es geboren wurde, waren beide krank, und außerdem stritten sie sich immer und sorgten nicht für das kleine Baby. Und Lymia hatte ganz viel Angst, und sie war oft sehr traurig und oft auch wütend, und dann fühlte sich ihr Körper angespannt an, so wie ein Flitzebogen. Und manchmal dachte Lymia, dass sie irgendwie nicht in Ordnung sei, - sonst würde ihr doch das alles nicht passieren ... Eines Tages kam eine gute Fee über das Haus geflogen und sah Lymia in ihrem Elend. Die Fee wollte ihr helfen. Sie nahm das kleine Mädchen in die Arme und flog mit ihm zu sich nach Hause. Da staunte ihr Mann, der Zauberer, aber nicht schlecht! Und die beiden liebten das Mädchen und wollten für immer für es sorgen!" „Genau!", klingt es befriedigt aus der Styroporkiste.

Einige Tage später klettert Bernadette zunächst in die „Bohnenkiste". (Das ist eine 1m x 1,80m x 1,20m große Holzkiste, die fast zur Hälfte mit weißen und braunen Bohnen gefüllt ist.) Bernadette wühlt ausgelassen wie ein junger Hund in der Kiste. Sie sagt: „Ich bin ein wilder Hund!" Dann klettert sie in die Styroporchips-Kiste und wühlt dort genau so. Dann will sie wieder das Märchen hören und geschaukelt werden. Sie meckert mit mir, wenn ich nicht exakt die Worte wähle, wie beim ersten Mal. Mit einem vergnügten: „Ja, so war das!" klettert sie danach wieder raus.

Wieder einige Tage später klettert sie in die Bohnen und nimmt eine schwarze Gummifledermaus mit. Ich muss auch in die Bohnen und werde sofort von der Fledermaus angegriffen: Die beißt mich, kratzt und saugt mir das Blut aus, „bis du tot bist!" (Es ist für Bernadette an diesem Punkt der Therapie wichtig, einen anderen die Bedrohung spüren zu lassen, die sie selber erleben musste. Und es ist wichtig, einen Teil der angestauten Wut loszuwerden.) Es gibt für mich vor der Fledermaus kein Entkommen ...

In der Woche darauf scheint es Bernadettes tiefes Bedürfnis zu sein, den erlittenen Hunger zum Thema zu machen. Und sie will die vermissten frühen körperlich-sinnlichen Erfahrungen, die Babys normalerweise beim Wickeln und beim Baden, bei der Körperpflege und durch das zärtliche Berühren und Tragen der Eltern machen, nachholen: Sie rührt eine Babybadewanne voll warmer Makulatur-Matsche an und sagt, es sei Haferflockenbrei. Der ist „für kleine Babys, die Hunger haben!". Sie rührt dosenweise Rasierschaum unter die Masse, steckt bis zu den Oberarmen drin und murmelt Sätze wie: „Babys mögen Gefühle fühlen." – In den Tagen danach ist Bernadette klarer und ruhiger.

Dann kommt das Wochenende, an dem Bernadette abends zu Hause in den brennenden Kamin schaut und dabei ihrer Adoptivmutter erzählt, sie könne ihre leibliche Mutter sehen. Sie wird dabei sehr traurig. – (Allmählich öffnet sich die „Tür", die die Erinnerungen an die entsetzlichen Erfahrungen von ihrem Bewusstsein fernhält. Sie beginnt Vergangenes wieder zu fühlen und ein aktuelles Gefühl zu dem Vergangenen zu entwickeln.)

Bernadette beklebt und bemalt bei mir eine kleine Kiste und legt alles, was jetzt zum Thema „leibliche Mutter" in ihr „hoch" kommt, hinein: Sie schreibt Gedanken und Träume auf, sie malt, da gibt es ein Foto ... So bekommt es einen Platz, „stört" aber nicht die tägliche Realität. – „Kann ich noch mal die Babywanne voll machen?" „Klar!" Und dann rührt sie wieder ihre warme Matschepampe zusammen, steigt nackig ganz und gar hinein und „suhlt" sich glücklich darin. Die Atmosphären, die sie umgeben, sind „ganz früh" und ganz entspannt.

Danach wird die Vernachlässigung – auch die der Seele – und der „gefährliche Hunger" (der Haß) zum Hauptthema: Ich muss mit ihr, einem winzigen (Plastik-)Tiger und einem lebensgroßen (Stoff-)Tiger in die Bohnenkiste. Zunächst nimmt sie den kleinen Tiger hoch: „Die Mutter von dem ist am dritten Tag nach der Geburt gestorben. Die Eltern konnten dem nicht beibringen, wie man sich selber ernährt. Jetzt ist der Tiger ganz dünn geworden ..." Danach ist der Tiger beständig verletzt und wird bedroht, erschossen zu werden, und ich muss ihn schützen. Aber der kleine Kerl ist schwierig! Er hat beides: ist klein und bedürftig, und ich soll ihn retten, und er ist ein gefährliches Raubtier, welches mich töten will ...

Wieder einige Tage später ermordet sie als *Lucky Luke* langsam und genüsslich die (Gummi-)Fledermaus, und zu „Suppe" soll die auch noch werden! Aber immer noch ist ein Fünkchen Leben drin und immer wieder wird Gift eingespritzt. Derzeit bin ich Lucky Lukes Frau. Ich nehme die Quälerei mit gerunzelter Stirn wahr und Lucky beobachtet mich dabei genau. Nach einiger Zeit bestehe ich auf einen schnellen Tod für die Fledermaus, oder sie soll sofort gesund gemacht werden ... Lucky Luke, alias Bernadette, protestiert und fährt mit der Quälerei fort. Aber Lucky Lukes Frau hat „die Hosen an" und setzt sich nach vielem Hin und Her und Gerangel durch. (Im Wiederauflebenlassen der Grausamkeiten ihrer frühen Lebensgeschichte, gibt sie mir die Rolle der momentanen Realität: „Das läuft nicht! Nicht noch einmal! Hier wird keiner gequält!")

In der Stunde darauf ist Bernadette die gefährliche „Nachtkönigin". Sie ist böse und grausam und beherrscht alle und alles. Eine Zeit lang lasse ich mir die gefährlichen Angriffe ihrer Tiere gefallen und wehre mich nur, so gut ich kann, dagegen, umgebracht zu werden. (Zu diesem Zeitpunkt ist es für Bernadette wichtig, das Gefühl von „Allmacht" nachzuholen, was Kinder normalerweise um die Zeit zum Ende des ersten und Anfang des zweiten Lebensjahres erleben, und sie muss – wie schon in den Tagen davor – als „Opfer" in die „Täterrolle" schlüpfen dürfen.) – Dann habe ich die Nase voll und wandere aus, und ich gründe ein eigenes Land in der Hängematte, wo man immer erst alles miteinander bespricht, und wo einem nicht ständig befohlen wird, und wo man nicht bedroht wird. – „Klopf, klopf!" – Tag, ich bin deine Freundin, ich habe meine Katze mitgebracht, kann ich bei dir in dem neuen Land leben?" – Gemütlich leben wir zusammen in der Hängematte. (Und allmählich integriert sie, das heißt, sie verarbeitet und ordnet ein, Zuneigung und Ablehnung, Liebe und Hass, Gut und Böse, Recht und Unrecht...)

In der letzten Therapiestunde will Bernadette, wie anfangs, in die Styropor-Wackelkiste, und ich soll wieder ein Märchen erzählen. Ich beginne: „Es war einmal ein kleines Mädchen, das hieß Lymia ..." „Sei mal still!" kommt es da aus der Kiste. „Ich erzähle! – Es war einmal ein armes kleines Mädchen, das hatte keine Mutter, aber eine Stiefmutter, die eine Fee war. – Ach ja, und das hieß Lymia. – Und das Mädchen wurde schlecht behandelt von der Stiefmutter und lief weg. (Hier präsentiert sie ihren Ärger auf die von ihr ungeliebten Seiten der Adoptivmutter. Aber in diesem „Bild" zeigt sie auch noch einmal ihr ganzes uraltes Sich-ungeliebt-Fühlen, – mit der schönen Weiterentwicklung, dass sie sich inzwischen vorstellen kann zu gehen, wenn eine Situation zu schlimm ist. Das bedeutet, die Gefühle von totalem Ausgeliefertsein haben sich weitgehend aufgelöst.) Dann merkte Lymia aber, dass sie sich geirrt hatte und die Stiefmutter in Wahrheit ganz nett war. – Und die Stiefmutter merkte, wie sehr sie Lymia mochte. Und sie lebten mit dem Zauberer glücklich zusammen, – aber nicht immer ohne Streit!" (Streit und Meinungsverschiedenheiten zwischen Bernadette und ihrer Adoptivmutter werden jetzt von ihr akzeptiert und haben ihren Platz bekommen, und sie stellen nicht mehr die Zugehörigkeit und gegenseitige Zuneigung in Frage.)

Benny, 7 Jahre, plagt sich mit Einkoten, Einnässen und einem ständigen Kampf, den er mit der Umwelt führt. Seine Mutter starb, als er gut 2 Jahre alt war. Ab dem 3. Lebensjahr wurde er von Pflegeeltern großgezogen, da sich der Vater nicht in der Lage sah, ein so kleines Kind zu versorgen. Der Kontakt zum Vater blieb aber erhalten und stellte sich über die Zeit als recht stabil heraus. – Benny mischt in den ersten 2 Wochen mit seiner Unruhe und seinem extrem fordernden Verhalten die Station auf. Nur dank seines Charmes kann er noch den einen oder anderen Fürsprecher aufweisen. – In der Therapiestunde muss ich, eingewickelt in eine Decke, ein kleines Baby spielen, welches weint und nach seiner Mama ruft. Ich weine und rufe, – nichts geschieht. Ich weine immer kläglicher und rufe, – da meldet sich plötzlich eine sachliche Stimme: „Deine Mutter ist tot!" Ich heule vor Entsetzen, – da meldet sich wieder die Stimme: „Jetzt wechseln wir!" Benny kriecht in die Decke, ich sitze daneben und muss sagen: Deine Mutter ist tot! Und er beginnt in tiefer ungespielter Verzweiflung zu weinen. Ich spüre mein Herz schmerzen und die Kehle eng werden und rufe ihn zu mir! „Komm her, komm her, ich bin da!" Benny kriecht aus den Decken und springt in meine Arme, weinend erzählt er von seiner Mama und dem Tag, als sie gestorben ist und er sie im Krankenhaus noch einmal gesehen hat. Er erzählt von der Angst und von der Wut auf den Papa, weil der ihn „weggegeben" hat. Und wenn meine Arme erlahmen, knurrt er: „Du musst mich ganz doll festhalten, das braucht das Kind jetzt!"

Lindas Mutter berichtet im Erstgespräch über ihre 11-jährige Tochter:

Linda habe sich in den vergangenen Jahren vollkommen verändert. Sie sei ein fröhliches, offenes Mädchen gewesen, immer draußen mit Freundinnen, immer obenauf. Vor drei Jahren sei Lindas Vater an einem Tumor gestorben. Erst haben alle gedacht, das Mädchen steckt das tapfer weg, aber jetzt … Lindas Mutter ist eine hübsche, hellwache Frau mit großen braunen Augen. Während sie von ihrer Tochter erzählt, schimmern die Augen feucht, und ihre Sorge um das Mädchen wird greifbar. Sie berichtet von dem schlimmen halben Jahr von der Diagnosestellung bis zum Tod ihres Mannes. Freunde und Verwandte haben sich um Linda gekümmert. Sie war viel außer Haus, da die Mutter mit der Versorgung des Vaters völlig ausgefüllt war und der leidende Mann Unruhe und Lärm nicht ertrug. Wenige Tage vor seinem Tod nahm der Vater im Krankenhaus Abschied von der Tochter. Die Beerdigung hielt sie noch durch, ein paar Tage danach auch noch, – aber dann setzte die Notreaktion des Körpers und der Seele ein: Linda „machte sich zu"! Sie ließ kein Gefühl mehr an sich heran, weigerte sich, auf den Friedhof zu gehen, wollte auf das Ereignis nicht angesprochen werden, baute zwischen sich und der Mutter eine Mauer auf. Häufig klagte sie über Kopf- und Bauchschmerzen. In der Schule ließ Linda rapide in den Leistungen nach. Die Lehrer unterrichteten die Mutter über Lindas „innere Abwesenheit", über kurzfristige, oft unerklärliche Wutausbrüche und eine allgemeine Veränderung ihres Wesens. Monatelang hoffte die Mutter, es sei der Schock nach dem Verlust des Vaters. Sie ließ sich von Verwandten oberflächlich beruhigen, die ihr Überempfindlichkeit in Bezug auf die Tochter vorwarfen. Eines Tages fand die Mutter einen Zettel, auf den Linda geschrieben hatte, dass sie so nicht mehr leben wolle. Die Mutter suchte in ihrer Verzweiflung den Kinderarzt ihrer Tochter auf und schilderte ihm alles. Der Kinderarzt nahm Kontakt zu uns auf – und nun sitzen wir hier im Erstgespräch. Ob Linda von dem Termin weiß? Ja, aber sie hat sofort gesagt, dass sie auf keinen Fall ins Krankenhaus gehe. – Nachdem die Mutter noch einiges über unser Konzept und unser Vorgehen erfahren hat, gebe ich ihr einen kleinen Zettel für Linda mit. Auf dem Zettel stehen herzliche Grüße und die Bitte, zu einem Schnuppertermin zu kommen. Eine Woche später ist Linda da. Ich sage Linda, dass ich davon ausgehe, ihr helfen zu können, und beschreibe ihr und ihrer Mutter mit viel Papier und Buntstiften, was in einem Gehirn abläuft, wenn etwas so Entsetzliches geschieht, dass man es einfach nicht fassen kann. Linda ist aufmerksam, Linda schaut sich die kunterbunten, immer leicht chaotischen Räume an – und Linda will kommen! Vier Wochen später ist es soweit. Für ein anderes Kind zieht sich die Genehmigung durch die Krankenkasse hin und wir fragen Linda, ob sie den Platz haben möchte. Linda möchte!

In Jeans und T-shirt stelle ich mich auf eine erste, nicht so anstrengende Stunde ein. Ab morgen wäre sicher das übliche Sportzeug angebracht, aber heute … Aber diese Rechnung habe ich ohne Linda gemacht. Linda muss man nicht zeigen, wofür Boxhandschuhe, Batakas und die langen Kunststoffschlangen da sind! Linda muss man nicht ermuntern, mal zu erproben, was sie mit der aufblasbaren Riesenrolle, den dicken Stachelbällen oder der Hängematte machen kann! Linda macht! Am Ende der Stunde bin ich schweißgebadet, erschöpft ... und Linda grinst mich an: „Morgen wieder?"

Im Verlauf der nächsten drei Wochen holt Linda nach, was sie in ihrer inneren und äußeren Einschränkung der letzten Monate versäumt hat zu fühlen. Gleichzeitig arbeitet sie ihre unglaublich große Wut auf den Vater (wie konntest Du mich verlassen?) und die Mutter (warum hast Du das nicht verhindert, warum konntest Du mich nicht vor all dem beschützen?) ab. Ich habe großes Glück: Üblicherweise bekomme ich diese „doppelte Portion" allein ab, aber in diesen Wochen haben wir einen Praktikanten, der nun als Vatersymbol herhalten muss. Doppeltes Glück: Er ist ein geduldiger, einfühlsamer und – durchtrainierter Mann! Wahrscheinlich rettet mich das vor einem akuten Erschöpfungssyndrom, denn Linda ist unersättlich. Oft bringt sie in die Therapiestunden eine Freundin mit, die sie im Krankenhaus kennen gelernt hat. Zu zweit sind sie absolut unschlagbar, und oft lehnen wir Erwachsenen erschöpft an einer Matte und betrachten neidvoll diese nicht enden wollenden Energien. In den ersten 2 Wochen ist noch Druck, ohnmächtige Wut und Verzweiflung zu spüren und in Lindas Augen zu sehen. In einer eingeschobenen Stunde integriert sie mit Hilfe von Traumatherapie die abgespaltenen Gefühle des Alleinseins und des Gefühls, nach dem Tod des Vaters „anders zu sein als die anderen". Sie hat es als „Aus-der-Norm Fallen" erlebt. Sie gehörte auf einmal nicht mehr dazu. Mit dunklen Farben malt sie ihre Schrecken, gibt ihnen so einen Platz außerhalb von sich selber – und entspannt.

In der letzten Woche, der dritten ihres Aufenthaltes bei uns, genießt sie ihr Leben. Nichts, wofür sie sich nicht interessiert, nichts, wozu sie nicht ihre Meinung kundtut, kein Konflikt, den sie nicht angeht, – außer Ärger mit der Schule, da ist sie noch vorsichtig. Sie setzt mit ihrer Freundin die Räume unter Wasser, Schaum und Farbe, hinterläßt auch draußen farbige Spuren, so dass wir uns den Ärger der etwas ordentlicheren Mitmenschen zuziehen. Sie übt neue Sprünge auf dem Trampolin, neue Schimpfworte – und immer und immer wieder provoziert sie, dass ich sie in eine ausweglose Lage bringen muss – zum Beispiel in den Schwitzkasten – wo sie zeigen kann, wie sie sich mit Kraft und Tricks befreit.

Im letzten Gespräch mit ihrer Mutter ist diese erfreut und gerührt: „Ich habe meine Tochter wieder!" Und sie erzählt, wie weh es ihr getan hat, als sich das Kind immer weiter von ihr entfernte, die Mutter oft nicht registrierte, ihr auf ein „Ich hab dich lieb!" nur noch schnippisch antwortete. Jetzt sei es wieder wie früher: Linda suche die Nähe ihrer Mutter, lasse sie an ihrem Leben teilhaben, zeige ihr ihre Gefühle. Linda selber ist glücklich, „wieder in Ordnung zu sein".

Bindung erleben – Bindung erproben
oder: Die Heilung der frühen seelischen Wunde

„Weißt du, was ich jetzt manchmal denke? Ich war zu dicht an Britta dran und gleichzeitig weit weg." – *„Hm, ja, wenn ich jetzt sage, du warst eine typische Glucke, wirst du wahrscheinlich sauer."* – *„Nein, werd ich nicht, aber irgendwie tut es weh ... Die Therapeutin hat gesagt, es tut Britta gut, wenn meine Angst jetzt zurückgeht, weil ich sie dann laufen lassen kann und mir nicht immer Sorgen mache."*

Bindung ist:

● die Ruhe und Sicherheit, die es dem Kind möglich macht, sich zu entwickeln, ohne seine Kräfte im „Kampf" gegen den Stress aufzubrauchen,

● die Möglichkeit mitzuteilen, wie es sich fühlt, was es braucht und sich wünscht, wovor es Angst hat, was es ablehnt,

● das Glück, versorgt zu werden – nicht nur mechanisch: Da, dein Essen! Du hast doch soviel Spielzeug! Ab ins Bett! – Sondern quasi in der Begleitmelodie der Liebe, der Zuwendung und des Verständnisses.

● Die Lust, sich und andere und die Welt zu spüren,

● die Freiheit, etwas abzulehnen, zu widersprechen oder sich zurückzuziehen, Neues zu erproben und eigene Wege zu gehen und – Trost und Beruhigung zu finden, wenn etwas schief geht,

● der Stolz, aus eigener Kraft heraus etwas zu erreichen und zu verändern – und dabei „gesehen" und bestätigt zu werden.

Diese Voraussetzungen, durch die Bindung entsteht und Beziehung gefestigt wird, versuchen wir in der Therapie zu schaffen. Wir können die Jahre nicht zurückdrehen und die Fülle langer Zeiträume nicht ausgleichen, aber wir können dem Kind eine erste Ahnung vermitteln von der Realität dessen, wonach es sich sehnt und was es braucht. Wir stellen neben seine schwierigen und schlimmen Erfahrungen etwas Neues. Kinder geben dem, was ihrer Entwicklung gut tut, intuitiv den Vorrang, – das können wir im Bereich der Gehirnstruktur und der Gehirnfunktion ebenso feststellen wie im Verhalten des Alltags. Kinder spüren sofort, wie „ernst" wir es meinen. Und wenn wir es wirklich ernst meinen, lassen sie sich ein und nehmen von uns etwas an.

Gleichzeitig bemühen wir uns – wenn wir in der verletzten oder schwachen Bindung das Hauptproblem identifiziert haben – mit der Mutter oder dem Vater ihre oder seine Geschichte von Bindungslosigkeit und Bindungsenttäuschungen anzusehen. Fast immer geht es „unseren" Eltern wie ihren Kindern: Sie sind einfach nicht wirklich gesehen worden! Entweder hatte niemand für sie Zeit, oder ihre Eltern waren damals gefühlsarm und beschränkten sich auf die äußere Versorgung, oder es gab in ihrer Kinderzeit schlimme Geschichten von Gewalt, Missbrauch, Trennungen, Trauer, Hass und Verzweiflung. Natürlich können Eltern bei uns keine reguläre Erwachsenentherapie durchlaufen! Etwas ist jedoch häufig unter dem Schutz und dem intensiven Interesse der Therapeutin möglich: Dass durch das gefühlsmäßig tief berührte Anschauen von Bereichen der eigenen Geschichte und durch das momentane eigene Erleben Aha-Erlebnisse entstehen und aus ihnen eine erste Veränderung und der starke Wunsch, das eigene Leben genauer anzusehen und „aufzuräumen". Viele Eltern, die zu uns kommen, sind in einem Alter, in dem das Leben sowieso nach Rückbesinnung und eventuellen Korrekturen verlangt. Ich erlebe die Eltern oft wie an einem Kipp-Punkt: Seit langem spüren sie, dass irgendetwas nicht stimmt, dass alles immer auswegloser wird … Dann ist es während der Therapie des Kindes und ihrer eigenen begleitenden Arbeit häufig so, dass sie endlich „die Fäden zusammenbekommen", endlich ein „Packende" finden, den Mut und die Kraft für Kehrtwendungen und grundsätzliche Veränderungen in sich spüren. Wir können nur „den Stein ins Rollen bringen" – die weitere Arbeit leisten die Eltern in der Folgezeit – vielleicht unter dem Schutz und mit der Hilfe einer ambulant niedergelassenen Therapeutin oder eines Therapeuten.

Benedikt ist 10 Jahre alt und gilt als hochbegabt. Seine ständigen Bauch- und Kopfschmerzen, sein Unvermögen, mit anderen Kindern zurechtzukommen, seine Traurigkeit und die Gefühle von Einsamkeit sind für ihn so belastend, dass er gedroht hat, sich umzubringen. Ich lerne ihn eines Morgens in der Klinik kennen – und bin zunächst erschüttert: Soviel Verzweiflung, soviel Sehnsucht, soviel Wut, – er scheint sich überhaupt nicht zu spüren, geht hölzern und mit hängenden Schultern und leerem Blick. Wenn er spricht, ist es klug, abgehoben – und hat nichts mit ihm selbst und seinen Gefühlen zu tun. In einer Stunde mit der Mutter, in der wir schon einiges herausgearbeitet haben über ihre karge Kindheit, ihre lieblose und ehrgeizige Mutter und den einfach nicht wirklich anwesenden Vater, sprechen wir über ihre Herzschmerzen, ihr Gefühl, einen leeren Raum in der Brust zu haben. Wir gehen in den Toberaum, und sie baut mit einer dicken Matratze einen Abstand zu mir, so, wie sie sich von allen Menschen, auch ihrem Sohn, getrennt fühlt. Hinter meiner Matratze, ohne sie sehen zu können, frage ich sie, wie es ihr jetzt damit geht? Sie weint: Schlecht! Ich frage, ob ich bis zur Kante der Matratze kommen darf, damit ich sie wenigstens sehen kann. Ich darf! Wir schauen uns an. Sie weint und hält ihre Hand auf ihr Herz. Ich frage sie, was sie jetzt braucht, was ihr gut tun würde, Nähe? Sie hebt die Arme wie ein Kind zu mir hoch, und ich halte sie lange fest, während sie weint. Schniefend lässt sie mich dann los und beide lächeln wir und sind glücklich, weil so viel Wichtiges geschehen ist. Gerade fängt sie an: „Und Benedikt ...“ Da fliegt die Tür auf, und Benedikt stürzt herein. Er kommt immer in seine Therapiestunde hineingestürzt, und er ist fast immer etwas zu früh. Aber heute konnte er nicht ahnen, dass seine Mutter und ich genau in seinem Lieblingsraum sind. – Er sieht seine tränennasse aber lächelnde Mutter, die mit der Hand auf dem Herzen vor mir steht, stoppt abrupt, schaut ihr ins Gesicht. Benedikts Gesicht verändert sich völlig, wird weich, verwirrt, hoffnungsvoll. Dann beginnen die Tränen zu laufen. Er deutet auf ihre Brust: „Hast Du Dein Herz wieder?“ Sie nickt und strahlt und weint und breitet die Arme aus ... Und ich bin ganz schnell draußen und male einen Zettel mit großer Leuchtschrift, den ich von außen vor die Tür des Therapiezimmers lege: Bitte nicht stören!!!

Bindung ist „tätig“, Bindung entsteht durch tun: Irgendetwas passiert und löst im Kind Stress aus – und der Erwachsene reagiert tröstend, beruhigend, ausgleichend, unterstützend. Durch diese Erfahrung löst sich im Kind die Stressreaktion auf, was es zufrieden und dankbar registriert. Eine zuverlässige Bindung aktiviert in uns die Gene, die uns helfen, gesund zu bleiben. Verlassenheit und Gewalterfahrungen aktivieren die Gene, welche Krankheit begünstigen. Eine gemeinsame Zeit, in der Gutes geteilt und Schweres gemeinsam überwunden wird, schafft Bindung. Es gibt sie nicht „von vorn herein", nicht „grundsätzlich" oder „sowieso" oder „im Laufe der Zeit". Bindung braucht den Nachweis der Zuverlässigkeit, der Liebe, des echten Interesses am Wachsen und Gedeihen des anderen. Bindung kann in tausend verschiedenen Situationen aufgebaut und bekräftigt werden.

Lennart ist 13 Jahre alt. „Fast vierzehn!", wie er immer wieder hervorhebt. Er hat Diabetes, – unter anderem die Folge traumatisierender Erfahrungen in seinem dritten Lebensjahr. Er hat es fertig gebracht, es sich im Verlauf der letzten Jahre mit allen und jedem zu verscherzen. Die Hauptschule hat ihn quasi rausgeschmissen, jetzt ist er bei normaler Intelligenz auf einer Schule für erziehungsschwierige Kinder, seine Mutter kommt nicht mehr mit ihm zurecht und denkt an Heimunterbringung, seinen Vater hat er nie kennen gelernt, sein Bruder ist ein „Scheiß-Macker" und „elender Besserwisser", Freunde gibt es nicht. Lennart wirkt rau, verschlossen, aggressiv, missmutig – und unter der Fassade tief traurig und so verletzt. Zur Therapie hat er sich freiwillig entschieden, da ich ihm die Freiheit der eigenen Entscheidung als ersten Punkt unserer Bekanntschaft zumutete. Wir mögen uns auf Anhieb. Die Therapiestunden verlaufen anstrengend, aber sehr konstruktiv, das heißt, er begreift immer mehr, warum sein Leben an diesen Punkt gekommen ist. Er entdeckt seine Gefühle und beginnt, sich vertrauensvoll auf mich einzulassen.

Nur auf der Station inszeniert er noch täglich seine Geschichte: Mich mag keiner, mich will keiner haben, ich kann nichts, ich glaube nicht an mich, ich bin der letzte Dreck, – und darum: bin ich laut, ungehobelt, frech, unzuverlässig (bis ihr mich rausschmeißt und meine alten Erfahrungen bestätigt werden: Mich mag keiner, mich will keiner haben ...). Es ist ein hartes Stück Arbeit, hinter Lennart zu stehen, auf der Station für ihn Verständnis einzufordern, seine „Ausrutscher" auszubügeln und gleichzeitig vorsichtig und sorgsam mit ihm „aufzudecken", warum er diese Schwierigkeiten heraufbeschwört. Nachdem ihm das grundsätzliche Wohlwollen der auf der Station arbeitenden Menschen „klar" geworden ist, komme *ich* auf den Prüfstand: Er provoziert, ist ablehnend, verletzend ... Und wieder und wieder stehen wir uns an der „Grenzlinie" gegenüber, wo ich von meiner Seite aus signalisiere, wie gern ich ihn habe und wie wichtig er mir ist, dass ich mich aber keinesfalls kränken und verletzen lasse, wir aber mit seiner (alten) Wut gern und sofort in den Therapieräumen arbeiten können! Irgendwann, nach vielen Tagen, ist es gut, und eine sichere Erfahrung ist in ihm ein Stück weit „festgeschrieben". Er hat innere Freiheit gewonnen – die Freiheit zur Auseinandersetzung mit dem nicht vorhandenen Vater und den sozialen Bezügen zu Gleichaltrigen.

Um Bindung und Beziehung zu einem Kind, welches schwere Erfahrungen machen musste, (wieder) aufbauen zu können, müssen wir zumeist erst durch den Panzer von uralter Kränkung und Wut. Das gilt für Eltern wie für Therapeuten. Und gerade mit diesem Panzer, mit dieser Mauer umzugehen, sie zu achten und zu respektieren und danach vielleicht mit Einverständnis des Kindes „Fenster und Türen einzubauen", „Leitern bereitzustellen" ..., ist *die* Arbeit, die viel Geduld und Kraft erfordert. Denn einerseits benötigen die Kinder unsere ganze Langmut, unser Verständnis und unsere Ehrlichkeit, damit sich die alte Wunde der Kränkung schließen kann. Andererseits müssen sie uns ständig in unserer Achtung vor uns selber erleben: Niemand, auch nicht ein Kind mit alten schweren Verletzungen, hat das Recht, uns zu kränken, zu demütigen, achtlos oder verletzend mit uns umzugehen. Im günstigen Fall sind wir Vorbilder für die Kinder in Bezug auf Menschenwürde und Menschenrechte und die Art, wie man in schwierigen Situationen, in denen andere versuchen, einen „klein" zu machen, reagiert. Die Kinder inszenieren auch in dieser Beziehung in der Therapie ihre Geschichte, und in dem Zusammensein mit uns begreifen sie allmählich, dass der Vorhang fallen darf, dass das alte Stück nicht mehr gespielt werden muss, dass neue Wege offen stehen.

Uta ist 9 Jahre alt und kommt wegen Einnässens – tagsüber und in der Nacht. Sie wirkt wie eine lebende Barbie-Puppe: immer todschick, Kleidung nach der neuesten Mode, Schuhe mit Absätzen, täglich eine neue Frisur... Sie plappert oberflächlich, ist höflich, zuvorkommend, ordentlich, lehnt sich nie gegen etwas auf. Das ganze Kind eine einzige Fassade, deren einziger „Riss" in Utas Augen liegt: Leere, Angst, Misstrauen, manchmal Wut. Auf der Station kümmern sich alle liebevoll um das Mädchen – sie lässt alle abblitzen. Bei Fragen nach ihrem Befinden oder schlimmer, nach ihrem momentanen Gefühl, verschließt sich ihr Gesicht völlig, die Augen blicken starr, sie sagt höflich: „Gut!" und wechselt das Thema oder notfalls den Raum. Es tut weh, das Mädchen so weit weg von sich selber zu erleben.

Uta kommt gern in die Therapiestunden und „füllt" sich dort mit allem, was sie nie durfte: laut sein, ausufern, gierig sein, frech sein, alles ausprobieren, Unsinn machen, Körper fühlen. Sie macht tastende Versuche, sich auszudrücken mit Ton, Schaum, Kleister, Farben, Gips, Makulatur. Diese Erlebnisse und Erfahrungen teilt sie gerne mit mir, wirkt dabei fröhlich, fast glücklich, aber kaum sind wir aus den Räumen, zieht sie die Fassade hoch und kann sich anscheinend nicht vorstellen, dass ich noch einen weiteren Gedanken an sie „verschwende". Geduldige Kleinarbeit folgt: Nie vergessen, morgens als erstes nach ihr zu schauen, Glücksstein mitbringen, Kakao machen und ihr in die selbstgebaute Bude bringen, lange hinterher schauen, wenn sie geht und sich noch mal umdreht, immer wieder leise und undemonstrativ mitteilen, wie ich sie erlebe: Du wirkst so traurig...? War das gestern wirklich so in Ordnung für Dich? Ich habe nachher noch überlegt, ob Du nicht eigentlich ... Ich gehe mit meinen Gefühlen voran, – sie kennt kaum Gefühle und Gefühlsunterschiede! – und sie tastet sich hinterher. Und langsam entsteht etwas in ihr, lichtet sich der Nebel: Immer seltener lässt sie mich kalt stehen oder schwenkt auf Oberflächliches. Wir können miteinander reden, berührt reden, und sie malt mir ihre Einsamkeit, das Gefühl, von allem und allen ausgeschlossen zu sein, sie malt die Trauer, die Wut ... Und nach dem Malen findet sie immer öfter Worte für das, was war, was ist, und für die Angst vor der Zukunft. Uta – ihre Klugheit hilft ihr, nicht nur endlich zu fühlen, sondern auch zu verstehen. Sie wird noch vieles verstehen müssen! Denn Uta hat im Gegensatz zu den meisten Kindern in der Klinik keine Eltern, die sich mitentwickeln. Keine Zeit! Der diplomatische Dienst ruft! Starr beharren sie auf ihren alten Einstellungen und den erstickenden Familienstrukturen und Erziehungsvorstellungen und bringen mich an einen Punkt, den ich nicht will: Ich resigniere in der Elternarbeit! Aber Uta hält durch E-Mails und seltene Besuche den Faden zu uns. Wir bewundern sie dafür, wie sie für sich kämpft, aber jedes Mal bleiben wir mit schwerem Herzen zurück. Erst die Zukunft wird zeigen, ob diese Insel-Erfahrung der Therapie tragend genug gewesen ist, um Uta genug Kraft und Sehnsucht zu vermitteln, für die Sorge um und die Suche nach ihrer Identität.

Kinder ohne sichere Bindung haben es im Leben schwer. Immer wieder spüren sie ihre tiefe Selbstunsicherheit, immer wieder die Angst: Bin ich es wert, geliebt zu werden? Immer wieder stellen sie als Erwachsene ihre Beziehungen auf harte Proben oder brechen sie ab aus Angst vor den Gefühlen, die auftauchen könnten, wenn sie wirklich ehrlicher Liebe begegnen. Denn nach früher Verletzung der Seele ist es leider nicht so, dass, wenn all das schmerzlich Vermisste endlich auftaucht, der Mensch mit Begeisterung zugreift, nein, die alten Wunden bringen sich schmerzhaft in Erinnerung, und oft entschließen wir uns zu „mauern" und das Risiko erneuter Verletzung oder erneuten Verlustes nicht mehr einzugehen.

Die sichere Bindung ist der solide Grundbaustein für jeden Bereich menschlicher Entwicklung: für Gefühlsreichtum und Gefühlstiefe, für die Möglichkeit des Menschen, die Welt mit allen Sinnen reich zu erfassen, für das Auskommen mit den Mitmenschen und das Ausschöpfen geistiger Möglichkeiten. Kinder die *Harry Potter* gelesen haben, erfahren auf „zauberhafte" Weise, dass die Liebe der Mutter einen Schutz gegen alles Böse darstellt und sogar Todesflüche abprallen lässt …

Arbeit an „Grenzen" und an „Mauern"

„Ich hab Angst, Britta macht mir gegenüber zu und lässt mich einfach nicht mehr an sich ran. Die Therapeutin sagt, das ist am Anfang manchmal so, ich soll sie dann lassen und keinen Druck machen. Britta braucht Zeit! Und dann soll ich zeigen, wie ich das empfinde, ganz ehrlich, ohne Schuldgefühle zu verbreiten. – Das wird nicht leicht für mich. Und ich soll Britta von früher erzählen, meine Geschichte, – ich heul schon, wenn ich nur daran denke ..."

Zwei unterschiedliche, quasi entgegengesetzte Beziehungsformen erleben wir bei vielen Kindern, wenn sie zu uns kommen:

Die einen haben nie wirkliche Bindung erlebt und können sich auch in keiner Weise vorstellen, wie sich gute Nähe anfühlt.

Die anderen leben in einer erstickend nahen Beziehung zu einem Elternteil. Sie haben dadurch nicht gelernt, wie sich gute Abgrenzung anfühlt, was es bedeutet, in „eigenen Grenzen" zu leben, was es heißt, wenn eigene Grenzen respektiert werden, wie es sich anfühlt – rein körperlich und von der Haut her – abgegrenzt zu sein, das heißt, eine eigene Identität zu haben. Diese Kinder haben oft Missbrauch in seelischem und/oder körperlichem Sinne erlebt und sind beständig gefährdet, weiteren Missbrauch zu erleiden.

Jenny ist 15 Jahre alt. Sie kommt als „Krise" wegen heftiger Brechattacken bei zunehmender Nahrungsverweigerung. Sie klagt über Kopfschmerzen, Rückenschmerzen, Schlafstörungen, immer wieder kehrende Alpträume und zeitweilige Angstzustände. Ihre Unterarme sind voller Narben, – sie „ritzt". Sie sagt, sie hat keine Lust mehr zu leben, wirkt völlig verschlossen. Sie spricht in kurzen abgehackten Sätzen, ihre Augen sind glanzlos und „weit weg". In Jennys Geschichte gibt es sexuellen und seelischen Missbrauch: durch ihren Vater – zu einer so frühen Zeit, dass sie sich nicht mehr erinnert –, durch den Lebensgefährten der Mutter, der sie mit Schlägen einschüchterte. Und nun hat ihr „Freund", der einige Jahre älter ist als sie, plötzlich Schluss gemacht, weil sie angeblich nicht den „knackigen Hintern" hat, den er sucht. Nach einigen Tagen des Kennenlernens, in denen Jenny zunehmend „auftaut" und so etwas wie „Nähe" aufzubauen scheint, werde ich misstrauisch: Was ist das für eine Art Nähe und Vertrauen? Spürt sie etwas Gutes und verlässt sich auf dieses Gefühl? Ist sie so verzweifelt, dass sie gar nicht ausreichend überprüfen kann, sondern nach jedem Strohhalm greift? Oder ist es ihr altes Muster: Wenn irgendjemand auftaucht, der augenscheinlich nett ist, sich ohne weitere Überprüfung „in seine Hände zu begeben". Im Therapieraum machen wir die „Grenzübung": Jedem von uns gehört eine Hälfte des Raumes. Sie repräsentiert das Eigene, den unmittelbar persönlichen Bereich, auf den wir alle ein Grundrecht haben und den wir verteidigen dürfen und sollen gegen Übergriffe jeder Art. Ich „warne" vorsichtshalber: „Ich bin gleich hintereinander drei verschiedene Zeitgenossen, die versuchen werden, ohne dich vorher zu fragen, in deinen Raum einzudringen und dir was von deinem Raum zu nehmen. Pass auf, wie es dir damit geht! Und tu, was du spontan tun möchtest!" – Zunächst die Masche mit dem Liebesentzug: Mit vorwurfsvollen Augen stehe ich an dem Seil, welches wir quer durch den Raum gelegt haben und welches die Grenze zwischen uns markiert, und sage: „Jenny, wenn ich jetzt nicht von deinem Raum was bekomme, dann mag ich dich echt nicht mehr! Ich hatte ja einen netten Eindruck von dir, aber wenn du so egoistisch bist..." Während ich rede und sie anschaue, schiebe ich gemütlich das Seil mit dem Fuß in ihre Richtung und „klaue" mir mindestens einen Meter, ohne dass sie sich in irgendeiner Form rührt. – „Ich kann dann nichts sagen..." murmelt sie, als wir aus den Rollen gehen und ich sie frage, wie es ihr jetzt geht. – Sie ist bereit, den nächsten „Zeitgenossen" auszuprobieren. Die Masche mit der Bedürftigkeit und dem Leiden: Mit Verzweiflung und Trauer im Blick, hängenden Schultern und brüchiger Stimme stehe ich vor dem Seil – welches erneut die Mittellinie markiert – und berichte: „Jenny, es geht mir so schlecht! Ich fühle mich so elend! Weißt du, ich brauche jetzt ein Stück von deinem Raum..." Und wieder schiebe ich ohne gehindert zu werden das Seil auf sie zu. Auf meine Frage, wie es ihr damit geht, zuckt sie die Schultern. „Wenn es dir doch so schlecht geht ..." „Hast du das überprüft? Woher weißt du, dass ich dir nichts vormache, dich ausnutze? Hast du mich gefragt, ob ich mich nicht an jemand anderen wenden kann?" „Nein ..." – Dann ist sie bereit für das Kennenlernen des dritten Zeitgenossen. Die Masche mit der Aggression: Ich baue mich auf, mache einen drohenden Schritt auf sie zu und belle: „Dass das mal klar ist: Der Raum gehört jetzt mir!" Und damit verschiebe ich das Seil einen Meter weit zu meinen Gunsten. Sie steht völlig verdattert. Wieder gehen wir aus den Rollen, und ich frage sie, wie es ihr geht. Jenny schaut auf den Boden und murmelt: „Ich fühle überhaupt nichts und denken kann ich auch nicht!" – Diese Erfahrungen schauen wir uns noch ausgiebig an.

Und in den folgenden Tagen und Wochen wird deutlich, wie vielfältigen Grenzüberschreitungen Jenny in ihrem Leben ausgesetzt war. Wobei der leibliche Vater mit Liebesentzug und Weggehen gedroht hatte, die Mutter sie mit ihrem ständigen Leiden der eigenen Grenzen beraubt hat und der Lebensgefährte der Mutter schlicht und einfach Gewalt anwendete. Ihr Ex-Freund ergänzte die bisher erlebten körperlich-seelischen Übergriffe durch die seelische Grausamkeit des Herabsetzens, einer Demonstration ihrer Wertlosigkeit und Austauschbarkeit.

Jenny brauchte viele Wochen, um ein Gefühl für ihre Würde und ihren Wert aufzubauen, um ihr Recht auf Unverletzlichkeit der seelischen und körperlichen Grenzen zu spüren und dann auch zu verteidigen. Sie baute Strategien für Abgrenzung, Verteidigung und - für den Notfall - Angriff aus. Ihre spannendste Arbeit war das Spüren eigener Grenzen und der Grenzen der anderen und das Umgehen mit dem Raum dazwischen: Wann brauche ich mehr Nähe? Wann lasse ich mehr Nähe zu und suche sie? Wann brauche ich mehr „Platz", wie mache ich das deutlich? Und wie erkenne ich beim anderen, ob der gerade das Bedürfnis nach mehr Nähe oder mehr Platz hat? Und wie und woran erkenne ich – erstens – übergriffige Menschen und – zweitens – menschliche „Eiszapfen" oder „Roboter"? Beide tun mir nicht gut!

Selbstständigkeit und Aggression erproben

„Die Therapeutin hat mich gestern „gewarnt", dass Britta jetzt vermutlich viel Streit mit mir anzetteln wird. Sozusagen den, den sie, als sie ganz klein war, nicht gewagt hat. Aber ich hab doch immer noch Angst zu streiten, ich fühl mich so unsicher, wie das geht. Warum wird einem das nicht in der Schule beigebracht, wie Streiten geht? Ich hab Angst, zu schnell klein beizugeben, und ich hab Angst – ja, wovor noch? Nicht davor, zu hart zu sein, das würde ich dir eher zutrauen. Nein, irgendwie, dass ich sie zu sehr kontrolliere und ihr alles Mögliche nicht zutraue. Solche Sachen, die andere in dem Alter schon selbstständig regeln. Bei dir wird sie wahrscheinlich, platsch, über jedes Verbot drübergehen. So mit abends um sieben Uhr zu Hause sein und so. Erinnerst du dich an das vorletzte Elterngespräch, was die uns gesagt haben: „Grenzen aushandeln!" – Na ja, ab und zu, bei wirklich wichtigen Dingen, auch was „bestimmen"! Sonst macht die nachher nur, was sie will. Oh Gott, das macht mich alles nervös …"

Manche Kinder ohne sichere Bindungserfahrung trauen sich nicht, Eigenständigkeit zu erproben und weiterzuentwickeln. Sie trauen sich nicht, sich abzugrenzen, eigene Schritte zu tun, denn das hieße ja: von Mama wegzugehen, Abstand zwischen sich und Mama zu bringen … Aber das geht nicht, weil man nicht gut gehen kann, wenn man nicht das gekriegt hat, was man gebraucht hätte, oder weil man signalisiert bekommt, dass man die Liebe verliert, wenn man „geht", oder dass es gefährlich ist zu gehen. Manche Kinder werden darüber ängstlich, unsicher, angepasst: Immer nahe bei Mama bleiben, immer beobachten, was sie wohl will – „vorausschauender Gehorsam" …

Andere werden wütend! Sie realisieren auf einer tiefen Ebene, dass sie nicht das bekommen, was sie zum Leben brauchen – Nähe, Schutz **und** Freiheit – und sie zetteln früh ihre eigene Revolution an: Nichts ist mehr richtig, mit nichts kann man sie zufrieden stellen, sie wirken missmutig, wütend, laufen weg, sei es auf der Straße oder im Kaufhaus, sie hängen sich an Fremde, lehnen jede Zärtlichkeit der Mutter ab, sie attackieren die Mutter oder kleinere Kinder … Aber es gibt auch „Mischungen": Kinder, die sich voller Angst anklammern und die sich gleichzeitig im Arm wegdrehen und nicht zu beruhigen sind.

Luise ist 2,6 Jahre alt. Sie wird von einer völlig erschöpften Mutter zu uns gebracht, weil sie „einfach nichts mehr isst". Die Mutter berichtet, dass Luise immer schon schlecht gegessen habe, aber seit einigen Wochen sei es katastrophal. Das einzige, was das Kind noch zu sich nehme, seien trockene Nudeln und Salzstangen. Seit 3 Tagen wolle Luise auch kaum noch etwas trinken. Zu Hause habe sie mit ihrem Mann zusammen alles versucht: gut zureden, Versprechungen, mit Videos ablenken, schimpfen, – in der Verzweiflung habe sie Luise den Mund aufgezwungen und Milchbrei hineingestopft. Luise habe geschluckt – und dann erbrochen. – Die Mutter schüttelt sich angeekelt bei dem Gedanken und berichtet, dass sie als Kind erbrochenes Essen habe erneut essen müssen. – Da das Mädchen „ausgetrocknet" ist, muss es zunächst an den Tropf. Auf der Station taut der kleine rothaarige Kobold namens Luise schnell auf. Sie beobachtet alle und alles aufmerksam und muss zunächst einmal „verdauen", dass sie niemand bittet oder mahnt zu essen, niemand sie zwingt ... . Interessiert verfolgt sie die Vorbereitungen für ein „Räuber-Mittagessen", bei dem alle mit den Fingern essen dürfen. Mitten zwischen Pommes, Wurst, Paprika und Kräuterquark schiebt sich eine winzige Hand zu den Pommes ... In den nächsten Tagen beginnt Luise selbstständig und von der Menge her zunehmend zu essen. Aber wenn die Mutter kommt und sich zu ihr setzt, beginnt sie zu schreien und sich wegzudrehen. Geht die Mutter, schreit Luise noch lauter, klammert sich an deren Beine und versucht gleichzeitig, mit den Händen nach ihr zu schlagen. In den Stunden ohne Luise erzählt die Mutter: „Meine Kindheit war Horror! Eigentlich kann ich mich nur an die Schläge meines Vaters erinnern und an das Weinen meiner Mutter. Ich habe beide verachtet, – am meisten meine Mutter! Mit 16 war ich magersüchtig und bin von zu Hause in eine Mädchenwohngruppe gezogen. Mit 18 habe ich Sven kennen gelernt. Er hatte genauso einen Müll erlebt wie ich. Ich wollte nicht schwanger werden, aber ich habe die Pille nicht vertragen ... Als ich schwanger war und hörte, dass ich eine Tochter bekomme, bin ich ausgerastet: Ein Mädchen! Wofür? Mädchen haben ein Scheiß-Leben in dieser Welt! Sie müssen schuften wie blöde, aber dürfen nichts, kriegen nichts ...

Intensive Arbeit an diesem negativen Eigenbild war notwendig, bevor Gefühle von Liebe und Verständnis für sich selber, Gefühle von Würde, in der Mutter wuchsen, welche ihr ermöglichten, sich mit der Tochter zu identifizieren. Und langsam wuchsen auch die Gefühle für Luise: die Zuneigung und das Bedürfnis, ihr Leben zu schützen und sich an ihrer Entwicklung zu freuen.

Kinder, die quasi in der eigenen Unlebendigkeit und der Angst vor dem Verlust des Bisschens Nähe, das sie erlebt haben, erstarrt sind, lassen die Therapeutin die Leere spüren, den Mangel an „Eigenem", der in der Übertragung der Therapeutin fast körperlich weh tut.

Kinder, die beständig ausrasten, grenzenlos mit sich und ihren Mitmenschen umgehen, brauchen in der Therapie jemanden, der viel „aushält". Es sind diese zunächst ständigen Grenzüberschreitungen, die Geduld, Klarheit, Grenzsetzung erfordern. Sie erfolgen in Form von Körperberührungen, aggressiven Attacken, Regelverletzungen, Beleidigt-Sein, Schreien, ständigem Aus-dem-Kontakt-Gehen, so dass Gemeinsames und Absprachen nicht zustande kommen oder sofort unterbrochen werden –

Max ist 6 Jahre alt und leidet unter häufigen Kopfschmerzen und an der (Mode-)Diagnose ADHS (Aufmerksamkeitsdefizit- und Hyperaktivitätssyndrom). Max rast in der ersten Therapiestunde, in der die Mutter anwesend ist, wie aufgedreht im Therapieraum herum: Alles greift er, wirft es dann hin, ununterbrochen will er etwas von mir wissen – wobei ihn die Antwort gar nicht interessiert. Er wirft sich gegen seine Mutter, unterbricht jeden Satz von ihr ... Seine Augen ruhen nirgends, seine Mimik zeigt keinerlei Gefühl, seine Haut ist blass, die Bewegungen fahrig. – Während ich ihn innerlich „aufnehme", spüre ich eine unendliche Verlassenheit und Tränen steigen hoch. „Max, stopp mal! Ich bin gerade so traurig geworden, als ich dir zugeschaut habe –." „Ich hab nichts gemacht!" „Nein, du hast nichts gemacht, aber ich möchte wissen, woher das Gefühl kommt. *Du* kannst hier gern weiter rumsausen, aber *ich* setze mich jetzt mit deiner Mama nach nebenan und lasse mir erzählen, wie es dir ging, als du ganz klein warst. Vielleicht gab es da was Trauriges –." „Kann ich mitkommen?" „Ja, sicher!" Aufmerksam sitzt Max am Tisch, schiebt einzig Buntstifte hin und her und hört sich an, wie er zwischen dem 7. und dem 12. Lebensmonat aufgrund einer schweren Infektionskrankheit mehr tot als lebendig war, wie sehr sich die Eltern gesorgt haben und die Mutter vor Angst um ihn das Gefühl hatte, verrückt zu werden, wie lange sie brauchte, um sich von dieser Zeit zu erholen und ... „Jetzt fällt mir noch was ein: Ich habe als Kleinkind fast 2 Jahre in einem Gipsbett in einer Klinik verbracht. Ich kann mich kaum noch erinnern, aber das muss doch entsetzlich gewesen sein, – ich habe schon lange nicht mehr daran gedacht. Aber ich weiß noch, wie ich mir später nie zugetraut habe, mich so zu bewegen, wie die anderen Kinder ... Wissen Sie, was ich jetzt denke? Als Max so krank wurde ..." – „Hast du gedacht, dass ich mich auch nie wieder bewegen kann, Mama?" – „Ja, Max, – und ich glaube, noch schlimmer ..." Das sind die „Schlüsselszenen" für eine Therapie. Sie zeigen den Sinn des Symptoms auf und geben uns die präzise Richtung für unsere Arbeit an.

Ein „Zauberwort" bei Grenzüberschreitungen ist *verhandeln*! Immer und immer wieder wird zunächst mit Augen und Mimik, mit den Armen und dem ganzen Körper, dann begleitend und zunehmend verbal durch den Erwachsenen eine Grenze gesetzt, – was aber für das Kind als eine „Grenzsetzung in Liebe" spürbar sein muss! Wieder und wieder wird deutlich gemacht, dass „die eigene Freiheit da aufhört, wo die des anderen anfängt". Wieder und wieder wird Verständnis für das Fühlen und Wollen des Kindes signalisiert, gleichzeitig wird es mit einer „gemeinsamen Realität" konfrontiert, in der vom Kind Kompromisse, Verantwortung und verschiedenste Zugeständnisse erwartet werden. Ich versuche, „mit gutem Beispiel" voranzugehen. Jemand, der bedrohlich und laut brüllend fordert: „Du sollst hier nicht rumschreien!" ist nicht sehr überzeugend!

Ein anderes „Zauberwort" ist *mit-teilen*! Immer wieder vermittle ich dem Kind, wie es mir mit seinen Gefühlen und mit seinem

Verhalten geht, und ich vermittle ihm, was ich jetzt tun werde, damit es mir, damit es uns gut geht. Oft erleben die Kinder erstmalig, dass diese sie bedrängenden Zustände von Wut und innerer Anspannung etwas mit „Beziehung" zu tun haben, dass sie aussprechbar und in gegenseitigem Austausch veränderbar sind.

Von der Wahrnehmung zum Gefühl, zum Ausdruck, zum Handeln

„Der Gedanke beschäftigt mich seit Tagen: Da helfen die in der Therapie unserer Britta, mehr zu spüren, mehr wahrzunehmen: sich selber, andere Menschen, Situationen, in denen sie sich gerade befindet. Britta soll lernen, „mehr" zu sehen, zu hören, zu schmekken, zu riechen, über die Haut zu spüren, die Veränderungen in sich selber zu spüren ... Und dann lernt sie fast gleichzeitig auf das Gefühl zu achten, das dabei in ihr entsteht, zum Beispiel: Jetzt kriege ich Angst; jetzt freue ich mich; das und das will ich nicht; jetzt werde ich sauer, und so ... Und wenn sie dann nicht „gebremst" wird, zeigt sie das dann auch nach außen, – durch ihr Gesicht, wie sie spricht, wie sie ihren Körper bewegt. – Weißt du noch, wie sie Freitag zu dem Jungen laut sagte: „Lass das sein, ich will das nicht!" Und sie hat ihn voll angesehen, und die Augen haben geblitzt, und sie hat sich so richtig aufgebaut. – So was hätte sie früher nie gemacht!"

Psychosomatisch erkrankte Kinder nehmen die Situationen und Ereignisse ihrer Umwelt mit „eingeschränkten" Sinnen wahr. Und das, was sie wahrnehmen, ordnen sie in die wohlbekannten (Fühl-) Muster ihrer Geschichte. Das heißt, sie reagieren mit gar keinem Gefühl oder ihrem bevorzugten, lang eingeübten Gefühl oder mit einem heillosen inneren „Gefühlssalat", den sie nicht sortieren können. Da die Möglichkeit zu handeln unmittelbar abhängt von dem Gefühl, welches in uns während einer bestimmten Situation entsteht, wird es jetzt für das Kind schwierig. Denn hat es gar kein Gefühl oder hat es „Gefühlssalat" oder hat es immer nur ein bestimmtes Gefühl – vorzugsweise die Angst –, so wird es vermutlich gar nicht oder konfus oder eben immer mit einer ähnlichen Handlung – oft eben mit dem Symptom – reagieren. Das schränkt ein und ist auf Dauer krank machend! Ist das Kind eingeschränkt, kann es auf neue Lebensanforderungen nicht „elastisch" reagieren, kann keine neuen Wege finden. Und wenn es sich nie sagen kann: Das kann ich! Das habe ich gut gemacht! bekommt es eher Angst, traut sich immer weniger zu – ein Teufelskreis! In den Therapien bemühen wir uns, den Kindern die breite Palette der Wahrnehmung über alle Sinne – Haut, Gleichgewicht, Augen Ohren, Nase, Geschmack,

Eigenwahrnehmung und den „7. Sinn", der alles gleichzeitig erfasst, zu ermöglichen. Die Kinder beginnen, sich und die Welt wieder zu fühlen. Und indem wir <u>mit</u> ihnen fühlen – also das Erlebnis teilen – lernen sie (wieder) mit dem Herzen und der Seele (und dem Bauch) zu fühlen. Gleichzeitig entstehen im Kind Impulse, sich (wieder) auszudrücken und (wieder) zu handeln. Das eine Kind sagt plötzlich: Nein! – was es noch nie tat, – das andere erprobt sich im Springen, Turnen und Kämpfen, ein drittes beginnt zu malen und streitet sich erstmals offen mit den Eltern herum, das vierte beginnt von sich zu erzählen, und die Eltern berichten zu Tränen gerührt, es habe in den Arm genommen werden wollen, was Jahre nicht mehr vorgekommen sei. Wenn wir an diesem Punkt sind, wissen wir als Therapeuten, dass jetzt das feine Zusammenspiel zwischen Wahrnehmung, Gefühl und Ausdruck wieder „funktioniert" und dass die Not-Sprache des Kindes, sein psychosomatisches Symptom, jetzt nicht mehr notwendig ist.

Joachim, genannt Jo, ist 16 Jahre, cool, lässig, distanziert. Fünf Wochen arbeiten wir schon miteinander und haben es zu gegenseitigem Respekt und Vertrauen gebracht. Jos Geschichte ist hart. Schläge und Vernachlässigung haben seinen Weg bestimmt. Er machte sich hart gegen Strafen, fühlte nichts mehr – auch keinen körperlichen Schmerz. Als Jugendlicher wurde er selber gewalttätig gegen Jüngere. Einzig die Attacken von Luftnot, innerer Unruhe und die seit Jahren bestehenden Schmerzen im Magen-Darm-Bereich verwiesen mal leiser, mal lauter auf den Zustand seiner Seele.

Jo ging ehrlich und tapfer durch die Therapie. Er setzte sich mit der Persönlichkeitsstörung seiner Mutter auseinander, mit der Gewalttätigkeit seines Vaters, und in dieser Zeit war er erschöpft, mutlos und traurig. – Aber irgendwann begann er Zukunftspläne zu schmieden, in denen Freunde, eine Freundin, ein Beruf, später eine Ehefrau, ein Kind und ein eigenes Haus Platz hatten. Eines Morgens tobten wir – noch nicht recht wissend, was anstand – mit einem großen Ball herum. Unbeabsichtigt traf ich Jo heftig an Kopf und Schulter. Er schrie: „Au!" – stand einen Moment still da. Dann setzte er sich „tief getroffen" auf den Fußboden, schaute mich mit feucht werdenden Augen lächelnd, verunsichert und ein wenig verschämt an und sagte leise: „ Du, ich hab „au" gesagt!"

Aus der Zweisamkeit in die Dreisamkeit, in die soziale Gemeinschaft

„Ich glaube, ich habe wieder was verstanden! Wenn Britta mit mir klar ist, also ihren Ärger losgeworden ist, – du weißt schon: wegen zuviel mütterlicher Kontrolle und weil ich sie oft gar nicht wirklich gesehen habe – und wenn sie merkt, dass sie stark ist und mich für vieles gar nicht braucht ..." – *„Warum kriegst Du jetzt Tränen in die Augen?"* – *„Weil ich gerade merke, wie wichtig es mir immer war, dass ich für Britta ganz wichtig war. Ich glaub, ich hab dich manchmal richtig etwas von ihr weggedrängt. – Also, kurz und gut, wenn sie mich lieb hat und dich und du für sie auch ganz wichtig wirst, dann hat sie den Mut und die Kraft, langsam aber sicher ihr eigenes Leben aufzubauen. In dem dann Oma Lena wichtig ist, aber auch andere Kinder und später immer mehr Menschen, die wir beide gar nicht kennen. Ja, ich glaube, so muss das kommen. Und ich finde das jetzt gut!"* *„ Und ich freue mich schon auf unseren ersten Urlaub ohne die Kinder. Nur du und ich ...!"* – *„Ach, du ...!"*

Zunächst ist der Säugling auf die Sicherheit und Verlässlichkeit und liebevolle Einfühlung einer Bezugsperson angewiesen. Rein genetisch ist es schon so vorgesehen: In der Schwangerschaft und in den ersten Stunden und Tagen nach der Geburt passieren da wichtige Dinge. Das heißt aber nicht, dass der Säugling in den ersten Lebensmonaten nicht mit verschiedenen Menschen zurechtkommen würde. Nein, er kann sich durchaus auf die Mama, den Papa, die Oma, die große Schwester und andere einlassen, – wenn sie denn „mütterliche Qualitäten" haben, beziehungsweise diese intuitiven Qualitäten leben können. Was der Säugling wirklich braucht, ist jeweils ein Gegenüber, mit dem er sein Beziehungsverhalten üben und erproben kann: Zärtlichkeiten austauschen, Wärme und Halt spüren, Ärger und Ablehnung zeigen und spüren, wie das ankommt, Freude teilen, Trost erfahren ...

Und trotzdem, – die dauerhafte Bindung an einen Menschen, am besten an *Mama*, hat große Bedeutung.

In der zweiten Hälfte des ersten Lebensjahres wird dem Kind immer bewusster, dass es überwiegend von ein und demselben

Menschen versorgt wird, dass sich ein inniges Gefühlsband geknüpft hat und weiter knüpft und wie sehr es für sein inneres Gleichgewicht und äußeres Gedeihen auf diesen einen Menschen angewiesen ist: seine Mama! Das Kind „fremdelt", wenn Fremde es anschauen, ansprechen, wenn sie zu schnell und zu laut zu ihm Kontakt aufnehmen wollen. Die sich wiederholende gute Erfahrung mit einem ganz bestimmten Menschen, mit Situationen, mit Ritualen, mit festen Gewohnheiten, gibt ihm die Bindungssicherheit und damit die Sicherheit, von der Mama weg auf die Welt schauen zu können und diese zu untersuchen und zu erproben.

Ein wenig kann es sich gegen die Angst, von der Mama verlassen zu werden, selber helfen: Ein Tuchzipfel, ein Stoffbär, ein Entchen – sie werden zum Sinnbild für „Mama" und können über die Zeit hinweg trösten, wo die Mutter nicht anwesend ist. Auch in anderen Situationen, die beängstigend wirken, helfen Tuchzipfel und Co.

Um den Wechsel vom ersten zum zweiten Lebensjahr wird eine neue Anforderung an die seelische Entwicklung des Kindes gestellt, – und das Kind stellt sie sich selber: Es erlebt sich in einem Dreieck. Klassischerweise Mutter-Vater-Kind. Ein Dreieck, in dem jeder mit jedem etwas zu tun hat. Es erlebt: Mama ist nicht nur Mama, sondern gehört auch zu Papa – obwohl sie doch meine Mama ist! Und Papa ist nicht nur mein Papa, sondern er hat auch ganz viel mit meiner Mama zu tun, und er verbringt Zeit nur mit ihr. Und ich, ich hab nicht nur meine Mama, sondern auch meinen Papa. Und manchmal ist Mama doof und Papa toll und manchmal umgekehrt, und manchmal sind beide schrecklich lieb und manchmal beide ganz doof. – Gar nicht leicht, damit klarzukommen! Und ganz natürlich wächst das Kind so in die Gemeinschaft und lernt auch noch mit Geschwistern, Großeltern, Nachbarskindern, Erzieherinnen, Lehrern und vielen anderen zu leben.

Spieglein, Spieglein ...
oder: Wie sich eine „eigene" Persönlichkeit entwickelt

„Wenn ich daran denke, was Britta für ein Bild von sich entwickelt hat, könnte ich schon wieder heulen. Das packt mich so, weil es bei mir genauso war: lieb sein, brav sein, leise sein, tüchtig sein, – ja, und niedlich und hübsch sein, das auch noch ... Ich finde das zum Kotzen, dass ich es mit Britta genauso gemacht habe. Aber alles andere war irgendwie undenkbar, ich bin gar nicht auf die Idee gekommen, dass sie Seiten hat, die gar nicht leben konnten. Warum hast du eigentlich nichts gesagt? Hast du auch nichts gemerkt?" – „Weiß ich nicht! Hab ich nicht drüber nachgedacht. Britta war für mich ein normales Mädchen: nett, etwas zurückhaltend, – so warst du doch auch, als ich dich kennen lernte. Das fand ich damals doch auch normal. Dass dabei andere Eigenschaften auf der Strecke geblieben sind – zum Beispiel deine momentane Vorliebe fürs Streiten – war mir damals doch nur recht. Dieses Theater mit Streiten und Schlagen und Schreien hatte ich doch mit meinem Elternhaus gerade hinter mir gelassen."

Eigenwahrnehmung – das ist mein Bild von mir, mein Gespür für meinen eigenen Körper, ein Gefühl für mich selber, ein Wissen um mich als Person mit dem, was ich kann, was ich bin, wo meine Stärken und wo meine Schwächen sind. Eigenwahrnehmung – das Sesam-öffne-Dich zur „richtigen" Wahrnehmung anderer Menschen und zur Wahrnehmung komplexer Situationen.

Wie und wodurch entsteht in dem Kind dieses Bild, dieses Fühlen und Wissen? Es beginnt bei der Körperwahrnehmung des Ungeborenen und des Säuglings, und es erweitert sich im Verlauf des Lebens zu einer immer klareren, vielschichtigeren Persönlichkeit. Zunächst ist es wichtig, dass sich der Säugling und dann das Kleinkind körperlich erlebt, mit allen Sinnen – und dass genau dieses Erleben liebevoll bestätigt und begleitet wird. So erlebt sich das Kind in Gefühlen wie: Das kann ich! Das habe ich geschafft! Zum Beispiel, dass Mama gekommen ist, als ich laut gebrüllt habe; dass ich mir den Schnuller schnappen und selber in den Mund stecken konnte, als Mama noch keine Zeit hatte; dass ich die Cremedose aufgekriegt und alles verteilt habe; dass ich auf den Stuhl geklettert bin, die Katze vom Sofa verjagt habe, die Duplos aufeinander gesetzt, den Puzzlestein gefunden, Mama zum Lachen gebracht habe. Dass ich mit der Schere geschnitten und Karl angebrüllt habe, bis er mir das Bobby-car zurückgab; dass ich zwei und zwei zusammengezählt, Spagetti aufgewickelt und die hübsche Lisa nach Hause begleitet habe.

In einem zweiten Schritt entsteht das Bild, das Fühlen und Wissen um sich selber, durch das, was „die Welt" einem Kind zuschreibt, im Moment und für die Zukunft. Das können Blicke und Bemerkungen sein wie: Gott, ist die süß! Das hast du toll gemacht! Hör nur, er kann Papa sagen! Du bist ein ganz kluges Kerlchen! Lisa kann schon soviel alleine! Das wird mal ne ganz Selbstständige! Ich weiß, er wird das mit dem Kindergarten schaffen! Jana, auf dich kann man sich verlassen! Er ist so einfühlsam, so vorsichtig ...! Schau dir an, was die gebaut hat!

Wenn es ehrlich gemeint ist, stiftet es im Kind positive Identität – sind es (pädagogische) Phrasen, verwirren sie das Kind, da es die „doppelten Botschaften" sehr wohl spürt.

Versuchen wir einmal, uns eine Vorstellung davon zu machen, welches Bild ein Kind von sich entwickelt, wenn es umgeben ist von ängstlichen, gehetzten oder ärgerlichen Blicken und Sätzen wie folgende: Vorsicht, du fällst! Lass das, das kannst du doch nicht! Was willst du denn schon wieder? Lass mich in Ruhe! Geh raus, du störst jetzt! Was, das kannst du immer noch nicht? Mein Gott, was soll aus dir noch werden? Jetzt reicht es mir aber, es ist immer das selbe mit dir! Nie tust du, was ich dir sage! Tausendmal habe ich dir gesagt, du sollst nicht ...! Der wird mal wie sein Onkel – oder schlimmer!

Ein schlechtes oder ganz „blasses" Bild von sich zu haben, erfüllt Kinder mit großer Not. Aber haben sie nicht gelernt, sich mitzuteilen, so können sie auch diese Not nicht mitteilen. Und doch: Irgendwie und irgendwo teilt sie sich mit! – Das ist ein Gesetz des Lebens! – Und so spricht der Körper und teilt mit und signalisiert die Leere, die Angst, die Verzweiflung, die Anspannung, die Wut ... Leider besteht in unserer Gesellschaft nur eine geringe Neigung, diese Sprache des Körpers zu sehen und ernst zu nehmen. Noch immer besteht das Bild aus der Zeit des Philosophen Descartes, der im 17. Jahrhundert lebte: Der Mensch als Maschine! Und so wird er dann auch behandelt! Die Mahnungen, die Hinweise des Körpers auf eine bedrängende oder unerträgliche Lebenssituation – die Symptome – werden überhört. Er wird mit Schmerzmitteln betäubt, mit Beruhigungsmitteln fühllos gemacht, es wird repariert, ausgetauscht, weggeschnitten ... Wer denkt da noch an *Eigenwahrnehmung*, an Identität, an eine Persönlichkeit, die *heil* werden will, die wachsen will ...? Fast hört sich „Identität" an wie ein Luxusgut oder wie etwas, das einem unverdientermaßen in den Schoß gefallen ist.

Aber es ist Lebensaufgabe des einzelnen und Verantwortung der Gemeinschaft und harte Arbeit die „lebendigen Lohn" in sich trägt.

Die Verweigerung „allmächtiger" Hilfe

„Als wir mit der Therapie angefangen haben und alles irgendwie über mir zusammenklappte, hab ich gedacht: Oh Gott, was mach ich bloß, wenn die Zeit vorbei ist, wenn ich mich bei denen nicht mehr ausheulen kann, nicht mehr alles fragen kann und so. Aber jetzt denke ich: Nächste Woche ist Schluss, und wir kriegen das zu Hause schon hin! Es wird wohl am Anfang nicht leicht, und vielleicht rufe ich bei denen an, wenn ich gar nicht weiter weiß. Aber ich glaube, wir schaffen das! Britta hat mir erzählt, sie hat in der Klinik gesagt, sie will noch etwas länger bleiben, weil sie noch so viel ausprobieren muss ... Da hat die Therapeutin gelacht und gesagt: „Raus aus dem Nest!"

Aber am letzten Tag, da wollen alle zusammen Brittas Abschied feiern."

Therapie ist ein ständiger Balanceakt, das zu tun, was not-wendig ist und ... keinen Schritt mehr! Sonst erleben sich Kinder (und Eltern) abhängig! Die in der Therapie aufgebaute Bindung und Beziehung muss sich recht bald erweitern zugunsten von Selbstvertrauen, Eigeninitiative und Zukunftsplänen im vertrauten sozialen Umfeld. Ziel der Therapie ist es, dem Kind den Raum und die Zeit zur Verfügung zu stellen, die es braucht, um Altes zu verarbeiten und Neues aufzubauen. Es gilt, mit dem Kind ein Stück zu leben und das heißt, ihm für eine Weile als lebendiger antwortender Spiegel gegenüberzustehen, als „Resonanzboden", als „Sparringpartner", als „Fels in der Brandung" haltend und tröstend. Therapie heißt, das Kind zu ermuntern und anzuspornen und ihm unseren unbedingten Glauben zu vermitteln an seine Möglichkeiten und Fähigkeiten. Das Kind bestimmt Tempo und Intensität, und nur in Ausnahmefällen gehen wir voran und bestimmen den Weg ein Stück weit. Dort, wo Hilfen über das Notwendige hinaus eingefordert werden, habe ich als Therapeutin liebevoll aber eindeutig meine Grenzen zu markieren und vom Kind (den Eltern!) zu verlangen, dass es erprobt und ausbaut, was es inzwischen gelernt hat und schon kann. Reagiert es abweisend, beleidigt, wütend... so habe ich schlicht und einfach einen Hinweis, dass es genau diese Auseinandersetzung jetzt braucht, um in die Eigenverantwortung gehen zu können. Und gleichzeitig kann ich gelassen überprüfen, ob an der einen oder anderen Stelle doch noch weitere Unterstützung notwendig ist und welche. Zumeist erlebe ich aber an diesen Punkten, dass die Kinder austesten wollen, wie „klar" ich bin und was ich ihnen zutraue und von ihnen erwarte.

Und wenn die Zeit um ist, und wenn erreicht wurde, was möglich war, gilt es, Abschied zu nehmen. So unterschiedlich die Kinder sind, so unterschiedlich sind die Abschiede. Das eine Kind will „für alle kochen" und sagt damit vielleicht „danke" und möchte uns etwas schenken. Das nächste wünscht sich ein besonderes Essen oder eine gemeinsame Aktivität und will damit vielleicht das, was es Gutes erfahren hat, noch einmal bekräftigt sehen. Das nächste zappelt vor Vorfreude, nach Hause zu kommen, und alles andere ist egal. Ein anderes sagt zum letzten Mal auf die Frage, was es sich wünscht, „weiß ich nicht", grinst und hofft, noch einmal „erraten" zu werden in dem, was es sich jetzt am meisten wünscht. – Wenn Mama und Papa kommen, gibt es manchmal Tränen: „Tschüs, liebe ...., ich werde dich vermissen, ich rufe an, ich komme nächste Woche vorbei ... Und manchmal schnappt sich das Kind einfach seine Tasche, ruft „tschüs" – und weg ist es. Was nicht heißt, dass nicht vier Wochen später ein lieber Brief in der Post ist.

Das therapeutische Team versucht im Vorfeld eines Abschieds nur im Blick zu haben, welche Art von Abschieden das Kind kennt, damit nicht alte traurige Erfahrungen wiederholt werden, sondern damit zum Schluss etwas Neues auftaucht und es begleitet ...

Psychosomatik aus der Sicht der Hirnforscher
oder: Was so ein Gehirn alles kann ...

„Weißt du, dass die ganze Sache – ich meine, Psychosomatik und Therapie und so – mit „glauben" gar nichs zu tun hat? Die Therapeutin hat mir diese 2 Bücher ausgeliehen, damit ich mal nachlesen kann, wie sehr das alles Hand und Fuß hat. In den Büchern wird beschrieben, dass sich das Gehirn gut entwickelt und dass dann mit dem Kind alles prima läuft, wenn es von außen sozusagen „Nahrung" kriegt. Also, das richtige Maß an Ruhe und Anregung, wenig Stress und vor allem viel Liebe. Und dass das Gehirn sich schlecht entwickelt und nicht richtig funktioniert, wenn Kinder ganz viel Angst haben, wenn sie verlassen und vernachlässigt werden, wenn sie Gewalt erleben, eben alles so schlimme Sachen. – Ich hab immer gedacht, ein Kind kommt mit einem fertigen Gehirn zur Welt, und das muss einfach nur noch etwas reifen und wachsen ...

Und Britta hat also viel Angst gehabt – zum Teil meine Angst – und sie hatte zu wenig Freiraum, und weil sie das noch nicht sagen konnte, also nichts ändern konnte, hat das Gehirn sozusagen den Befehl an den Bauch gegeben, er soll weh tun und damit allen anzeigen, dass Britta so nicht groß werden kann, weil ihr was Wichtiges fehlt."

Noch einmal sei festgehalten: Wir wissen inzwischen, dass unser Gehirn über eine außerordentliche Anpassungsfähigkeit verfügt und dass es sich so entwickelt, wie es benutzt wird, beziehungsweise benutzt werden kann. Durch die Hirnforscher haben wir noch einmal auf eine neue Art gelernt, wie wichtig die frühe emotionale Sicherheit für die Entwicklung des Gehirns ist. In einem erweiterten Sinne heißt das: Wie sich ein Gehirn entwickelt und wie es arbeitet, hängt entscheidend von den Bedingungen ab, in denen das Kind lebt. Welches „Klima" herrscht in der Familie, wie ist das soziale Umfeld in dem es lebt. Herrscht Armut oder Überfluss, Unterdrückung oder Freiheit?

Menschenkinder kommen ohne irgendwelche Programme zur Welt, mit denen sie schlimmen Stress und schlechte Erfahrungen bewältigen können. Um zu leben und sich zu entwickeln, brauchen sie die Sicherheit durch und die Bindung an ihre Eltern. Kinder, die Halt und Geborgenheit nicht ausreichend erlebt haben, reagieren auf alles Neue mit Stressreaktionen. Sie erleben Neues nicht als Herausforderung.

Erwachsene können schwer belastenden Situationen durch „Flucht oder Angriff" entgegentreten oder entgehen und sie dadurch entschärfen oder lösen. Säuglinge und kleine Kinder können das nicht! Und sie können schwer belastende Situationen zumeist auch nicht mit ihrem bisherigen Wissen und ihren bisherigen Lösungswegen beherrschen. Wenn ein „guter anderer" ihnen nicht hilft, sind sie ihren Ängsten und Körper-Stressreaktionen völlig ausgeliefert. Situationen, die Stress auslösen sind vielfältig: Hunger, Kälte, Hitze, Lärm, Schmerzen, aber eben auch die Beziehungssituationen.

Für einen Säugling kann eine belastende Situation in der regungslosen Mimik der Mutter und in einer mangelnden Ansprache durch sie bestehen. Er reagiert dann zunächst mit Unsicherheit, Unruhe und mit einem besonderen Bemühen, die Aufmerksamkeit der Mutter zu bekommen. Hilft sein Bemühen nicht, reagiert er mit zunehmender Teilnahmslosigkeit. Durch das depressive Verhalten der Mutter kommt es so im Gehirn des Kindes zu einer Störung von Produktion und Funktion verschiedener Botenstoffe. Diese so genannte Neurotransmitterstörung hat weitreichende Auswirkungen auf die Entwicklung des Gehirns und seine Funktionen.

Drohgebärden, Laute des Zorns und der Wut in der Umgebung des Säuglings werden von ihm als solche erkannt, können aber nicht unterschieden werden: Sie sind für mich bedrohlich – oder nicht bedrohlich. Vielmehr werden sie unterschiedslos als Stress erlebt. Bedrohliche Informationen gelangen über die Sinne, also zum Beispiel Riechen, Sehen, Hören, Fühlen, aber auch als Gedanken, in das Limbische System in unserem Zwischenhirn und dort in einen bestimmten Bereich, der sich *Mandelkern* nennt. Werden die Informationen als massiv bedrohlich bewertet, leitet der Hypothalamus – ein weiterer Bereich des Limbischen Systems – die akute Notfallreaktion ein: Unter anderem Erhöhung des

Muskeltonus, Übererregung, schnelle Atmung, zunächst gesteigerte, dann lahm gelegte Verdauung, erhöhte Blutzuckerausschüttung ...

Man könnte auch sagen: Die körperlichen Reaktionen, die Ausdruck einer Übererregung des Limbischen Systems sind, erleben der Säugling und wir alle als ein bestimmtes Gefühl, welches wir *Angst* nennen. Und diese Angst löst weiterreichende Stressreaktionen des Körpers aus wie in einem Teufelskreis.

Tritt nach kurzer Zeit keine Entspannung der Situation ein, werden auf Körperebene die Weichen für psychosomatische Erkrankungen gestellt. Auf seelischer und geistiger Ebene stellen sich die Weichen für Aggression nach innen, das heißt Depression und ein Zurückfallen auf frühere Entwicklungsstufen, oder nach außen, das heißt soziale Auffälligkeiten bis hin zur Dissozialität. Für die frühe Zeit bedeutet das: Schreikinder, schlaflose Kinder, Kinder mit ständigem Erbrechen, Entwicklungsrückstände, teilnahmsloses Verhalten.

Wie am Anfang des Buches dargelegt, reagieren Säuglinge und Kleinkinder auf dauerhaften Stress je nach „innerer Ausstattung" und äußeren Möglichkeiten

- damit, dass sich die Stresshormone gegen den eigenen Körper richten und psychosomatische Reaktionen und Symptome entstehen,

- mit einem Sich-fühllos-Machen, in einem doppelten Sinne, so dass weder Schmerzen noch Gefühle ausreichend gefühlt werden,

- mit Entwicklungsstörungen und Entwicklungsmängeln, weil sie sich „dicht" machen und die Anregungen aus der Umwelt nicht mehr ausreichend aufnehmen.

Bei Entwicklungsauffälligkeiten gilt es, das Erleben und Verhalten des Kindes aus seinem Inneren heraus zu verstehen! Die Sprache des Körpers ist die einzige, in der sich Säuglinge und Kleinkinder mitteilen können – und auch für ältere Kinder und Erwachsene ist sie in belastenden Situationen oft die einzige Sprache. Diese „Frequenz" müssen wir verstehen und auf dieser „Frequenz" müssen wir antworten.

Auffälliges kindliches Verhalten ist zumeist eine direkte Reaktion auf eine belastende Umgebung, – was fast immer negative Beziehungsrealitäten bedeutet. Mit seinem ganzen Leib zeigt uns das Kind seine bisherige Lebensgeschichte und gibt uns eben dadurch Hinweise auf schlimme Ereignisse, denen es ausgeliefert war.

Psychosomatisch erkrankte Jugendliche

Mit Beginn der Pubertät sehen wir uns (Eltern und Therapeuten) noch einmal einer völlig neuen und anders gearteten Herausforderung gegenüber. Es ist die Zeit, in der die frühe Geschichte mehr als zu irgendeinem anderen Zeitpunkt im Leben „aufflammt" und damit zugänglich wird, – das ist eine große Chance! Und dieses rechtfertigt einen gesonderten Abschnitt.

Wollen wir mehr als Leid dokumentieren, Jugendliche zwischen Institutionen hin und her schieben, eine blutleere Diagnose nach der anderen stellen?

„Neurotische Pubertätskrise", „Verdacht auf depressives Geschehen mit somatischer Beteiligung", „Verdacht auf Essstörung bei pathologischer Persönlichkeitsstruktur", „Persönlichkeitsstörung vom Typus borderline mit multiplen Somatisierungstendenzen", „affektiv instabile Persönlichkeit mit zunehmender Nahrungsverweigerung und Migräneattacken", „autonome somatoforme Funktionsstörung", „ ...depressiv und vegetativ instabil", „Verdacht auf multiple Somatisierung als Konfliktverarbeitung"..., das alles und ähnliches mehr findet man auf Einweisungen und in Berichten, und die Wörter und Satzteile scheinen sich in beliebiger Kombination verbinden zu lassen.

Die in den ersten zehn bis zwölf Lebensjahren recht deutlichen, oft „eindeutigen" psychosomatischen Symptome und Krankheitsbilder wie zum Beispiel: Einnässen bei Tag und/oder in der Nacht, Einkoten, immer wiederkehrende Bauchschmerzen oder Kopfschmerzen, treffen bei pubertierenden Jugendlichen mit dem inneren biologischen Umbau und einer intensiven Entwicklung zusammen. Selten kommt es bei Jugendlichen zu erstmalig auftretenden psychosomatischen Symptomen, fast immer haben sie bereits im Verlauf ihres Lebens durch Schmerzzustände und Organsymptome auf sich aufmerksam gemacht. Mit der stürmischen Gesamtentwicklung des Jugendlichen sind eine seelische Empfindlichkeit und eine Auflösung alter Fühl- und Denkweisen zunächst mit Chaos und mehr oder weniger heftiger Irritation verbunden. Aber es ist noch mehr: Ohne dass die Jugendlichen sie stoppen oder abwehren können, stehen aus dem „Gedächtnis des Leibes" die frühesten Erinnerungen auf. Und war das damals Erfahrene sehr belastend, so zeigen sich die Erinnerungen in Form von labilen Stimmungen, Ängsten, Schmerzen, Gefühlen von Haltlosigkeit und Anspannung. Dieses Auftauchen von frühesten Erinnerungsspuren – die sich selten in Bildern aber dafür intensiv im Befinden des Körpers, in Stimmungen und der Einschätzung der eigenen Person und ihrer Möglichkeiten breit machen – gibt es sonst nur noch in der Schwangerschaft, den ersten Monaten des Mutter-Seins, in und nach extremen Lebenserfahrungen und während der Sterbephase.

Wir könnten versuchen, die Jugendlichen nach unserem bewährten Muster zu behandeln: Schauen, ob und wie sie eine Bindung erlebt haben, ob und wie sie ihre Selbstständigkeit eroberten, wie sie mit ihren Aggressionen und Konflikten umgegangen sind, in welcher Art sie den Kontakt zu anderen Menschen gestalten, welches Bild sie von sich haben und was sie über sich denken. Wir könnten mit den Jugendlichen zusammen schauen, ob sie einen „kreativen Bereich" haben, in dem sie ausdrücken können, was sie bewegt (ohne es jemandem direkt erzählen zu müssen), zum Beispiel Musik, Tanzen, Sport, Schreiben, Malen (womit weniger Aquarelle als Graffiti gemeint sind). Wir könnten ihnen helfen, alte belastende Erfahrungen zu verarbeiten und ein erweitertes, buntes, lebendiges Bild von sich aufzubauen. Wir könnten intensive Familiensitzungen machen, um mehr Verständnis untereinander anzuregen und den Umgang miteinander kränkungsfreier einzuüben...

Dieses grundsätzlich sinnvolle Vorhaben wird häufig an der besonderen Situation des oder der Jugendlichen scheitern. Folgendes kann uns begegnen und wird uns begegnen: Sie sind misstrauisch, in sich zurückgezogen, hinter „dicken Mauern". Sie stopfen uns in eine Schublade mit ihren Eltern. Sie beweisen sich ihre Stärke und Autonomie, indem sie uns als Therapeuten auflaufen lassen. Sie wollen ihre Ruhe vor irgendwelchen Ansprüchen, sie sehnen sich nach dem intensiven Kontakt mit Gleichaltrigen, nach der Gruppenzugehörigkeit, nach deren Sprache und Ritualen.

Sprechen wir mit den Eltern, ohne dass die Jugendlichen dabei sind, grenzt das schnell an „Verrat". „Mahnen" wir sie, finden sie uns lächerlich, verhalten wir uns freundschaftlich-kumpelhaft, fällt ihnen das Wort „Schleimer" ein, und sie durchschauen sofort, was wir bezwecken wollen. Aber was befürchten sie denn, was wir bezwecken wollen? Ja, was wollen wir bezwecken? – Sie befürchten, dass wir sie nicht wirklich verstehen (wollen/können) und dass wir sie manipulieren und anpassen wollen. Anpassen an eine Familie, mit der sie innerlich oder äußerlich im Clinch liegen, anpassen an die Normen und Ansprüche einer Gesellschaft, die ihnen in weiten Teilen nicht zusagt. Gleichzeitig haben sie aber auch Angst vor dem Zerbrechen ihrer Familie, davor dass sie plötzlich ohne Mama (oder Papa) dastehen.

Es ist die Dreh- und Angelfrage, die sich jeder Therapeut zu Beginn der Therapie stellen muss: Was will ich wirklich für diesen Menschen? Und nur wenn ich mir ganz sicher bin, dass mein Ziel die Unterstützung dieser jungen Persönlichkeit auf ihrem eigenen Weg in das Leben, auf ihrem eigenen Weg zu sich selber ist, macht es Sinn, dass ich anfange. Dass das nicht heißt, dass ich egoistische Bestrebungen unterstütze, die sich gegen den Mitmenschen und die positiven Kräfte der Gesellschaft richten, sollte deutlich geworden sein. Nein, es geht um den Aufbau des feinen Gleichgewichts zwischen dem, was dem einzelnen Jugendlichen lieb und wichtig ist, in Abstimmung mit dem, was seiner Mutter, seinem Vater, seiner ganzen Familie, seinem sozialen Umfeld und der Gesellschaft wichtig ist und was an Werten und Überzeugungen ein Gemeinwesen trägt.

Wie also vorgehen? Indem wir genau das sind, was wir vom Jugendlichen erwarten: offen, konfliktfreudig, verantwortungsvoll. Ehrlich teilen wir ihm mit, wie wir die derzeitige Situation einschätzen. Offen besprechen wir mit ihm alle Hintergründe, soweit sie uns zugänglich sind, und genauso offen besprechen wir, wie wir die Zukunftsmöglichkeiten einschätzen. Wir zeigen unser Angebot von Unterstützung genau auf: Wie wird sie aussehen, wo, wie lange voraussichtlich, wo sind die Grenzen. Und wir signalisieren unseren unbedingten Respekt vor den Entscheidungen des Jugendlichen. Denn erstens können wir niemals „mit Erfolg gegen" ihn arbeiten und zweitens widerspricht es dem Bild von achtungsvollem Miteinander.

Jörg ist 15 Jahre alt, groß, breitschultrig, und er steuert langsam aber sicher auf „Übergewicht" zu. Einige Tage vor der Aufnahme werde ich durch einen Kollegen über Jörgs „Karriere" informiert, wie viel Kliniken er durchlaufen hat, wie viele Therapeuten er „verschlissen" hat. Alles weigert sich in mir, die nächste zu sein. Da Jörgs Erkrankung bedrohlich ist, bringt er immer wieder alle in Unruhe: „Der Junge bringt sich so um, da muss etwas passieren, wir könnten, sollten, müssten ... Aber er macht ja nicht mit, boykottiert alles. Wenn wir ihn entlassen, ist er in zwei Wochen wieder da – oder in einer anderen Klinik ..." – Jörg schaut mich aus zusammengekniffenen Augen ausdruckslos an. Ich meine zu spüren, was er fühlt und denkt: Einsamkeit, Wut, Trauer, Abwehr, „die nächste! – die soll'n doch alle abhauen, mich in Frieden lassen, kann mir eh keiner helfen, die kann sich die Zähne ausbeißen ..."

Ich spüre meine Sympathie für diesen „Unbeugsamen" – und meinen Ärger: So nicht! Ich seufze, setze mich ihm direkt gegenüber an den Tisch, fixiere seine Augen, greife zu einem übergroßen Papierbogen und Stiften und male einen dicken schwarzen Punkt in die Mitte des Blattes: „Da stehen wir!" Von dem Punkt aus ziehe ich einen schwarzen Strich nach unten. Rund um den Strich schreibe ich die Worte: *allein, Schläge, ohne Vater, Außenseiter, krank, keine Freunde.* Von der Seite lasse ich andere orangefarbene Worte „heranschleichen" wie: *Gefühle, klug, bekommt alles mit, Gerechtigkeit, Sehnsucht, gut aussehend.* – Nach links male ich seine Lebenserwartung stichwortartig in dunklen Buchstaben: „Wenn alles weiter läuft wie bisher: Du wirst keinen Schulabschluss haben, keinen Beruf erlernen. Du wirst dir nichts leisten können, du wirst kaum die Freunde finden, von denen du träumst, du wirst vielleicht „Kumpels" haben, aber keine Freunde, weil dazu Zuverlässigkeit und Vertrauen gehören. Vielleicht wirst du auf die schiefe Bahn geraten. Du bist gefährdet, eine Sucht auszubilden, Kriminalität droht, Endstation Knast, – vermutlich Krankenrevier im Knast, denn dass dein Körper so nicht mehr lange weitermacht, weißt du! – Jörg, lass uns ehrlich auf das schauen, was du vermutlich sowieso weißt: Du solltest nicht sein, warst kein gewünschtes Baby. Dein Vater ist vor der Geburt auf Nimmerwiedersehen verschwunden. Deine Mutter war und ist total im Stress, du hast oft Schläge bekommen, keiner hatte für dich

Zeit. Als du in ein Kinderheim kamst, wurdest du – vermutlich vor lauter Stress – richtig krank, – bis heute! Du bist fast nie mit anderen Kindern klargekommen. In der Grundschule haben sie dich genau aus dem Grund – und nicht weil du dumm bist – in eine Sonderschule gegeben. Ich sehe, wie du gekämpft hast, um zu überleben. Dazu gehören Energie und Mut und Klugheit. Ich weiß, dass du all das hast! Außerdem weiß ich, wie wichtig dir Gerechtigkeit ist – ich habe die alten Entlassungsberichte gelesen –, und ich ahne die Sehnsucht nach einem guten Leben. Du bist ein gut aussehender junger Mann, der seine Gefühle weit weggesteckt hat, aber sie sind da!"

Nach rechts oben male ich einen blauen Strich und rundherum bunte Farben. „Wenn du dich zu einer Therapie mit mir entschließt, werde ich für dich da sein! Wir werden zusammen deine heftige Geschichte aufarbeiten. Du wirst wieder lernen zu fühlen. Du wirst aussprechen können, was du brauchst und was du dir wünschst, und einen Teil davon wirst du erreichen. Du wirst entdecken, dass du klug bist. Du wirst dich wieder wohl fühlen. Der Weg dahin ist hart, ist härteste Arbeit für dich und für mich. Ich mache das nur, wenn du ohne Wenn und Aber willst. Wenn du nicht willst, respektiere ich deinen Entschluss ohne ein weiteres Wort. Du hast bis übermorgen früh Zeit, dich zu entscheiden. Mach es gut bis dahin!" –

Am anderen Morgen wartet Jörg bereits auf mich vor der Eingangstür. „Ich bleibe hier zur Therapie!" Es war eine gute Entscheidung. Die Arbeit war so heftig und anstrengend wie ich vermutet hatte. Intensive Lebensbeeinträchtigungen, wie die von Jörg, sind nicht in sechs Wochen auszugleichen. Zweite und dritte Aufnahmen sind oft notwendig, aber die Therapiedauer wird kürzer, die Themen sind nicht mehr so existenziell, da der „Boden" geschaffen wurde.

Mareike ist 17 Jahre alt, sie hat Angstzustände, leidet unter heftigen Kopfschmerzen, Erbrechen, einer tiefen Erschöpfung und Schlafstörungen. Immer wieder hat sie sich selber kleine Verletzungen zugefügt. Sorgsam wird medizinisch abge-

klärt, ob es eine organische Ursache für ihre körperlichen Beschwerden gibt. Die Werte geben keinen Anlass zur Besorgnis. Die Geschichte der jungen Frau wird uns von allen Seiten, auch vom einweisenden Arzt, „präsentiert": Verdacht auf aktuellen sexuellen Missbrauch, aber auch früher soll schon „etwas gewesen" sein. Müde, blass, die Augen glanzlos nach innen gekehrt, sparsame Bewegungen, hängende Schultern, blasse Hände mit bläulichem Schimmer – Mareike! Sie aktiviert sofort meine gesamten Beschützerinstinkte: Sicherheit geben, Wärme, Nahrung für Körper und Seele ... Ist sie durch Missbrauch traumatisiert? Ich mache mich an die Diagnostik. Aber alles bleibt im „Könnte"-Bereich. In mir wächst ein ungutes, verärgertes Gefühl. Mareike bleibt verschlossen und traurig. Angepasst antwortet sie auf Fragen, macht mit, was man vorschlägt – nichts Eigenes taucht auf. Nach zwei Wochen ist in mir das Gefühl, in einer Falle zu sitzen, übermächtig. An diesem Tag wird mir im Elterngespräch die Annahme dargeboten, dass eventuell auch schon der leibliche Vater, der seit Jahren nicht mehr greifbar ist, sie missbraucht haben könnte ... In der folgenden Einzelstunde mit Mareike „platzt der Knoten", als ich spontan und sehr „knurrig" ausspreche, was ich fühle: „Hätte, könnte, sollte – eine Möglichkeit und Vermutung nach der anderen. Das hat mir doch bloß die Sicht verbaut! Aber jetzt reicht es! Ich habe das Gefühl, es geht um etwas ganz anderes als Missbrauch: Du hast als ganz kleines Kind nie ausreichend Halt und Geborgenheit gekriegt, du hast nie gelernt zu fühlen, was du dir wünschst und was du brauchst. Du hast immer nur auf deine Mutter gesehen: Wie geht es ihr, wie ist sie drauf ..."
Mareike schaut mich „schräg" aus wachen Augen an. „Aber Mama ging es doch immer so schlecht ..." „Ja, aber daran warst du nicht schuld, und es wird Zeit, dass du aufhörst dich dafür zuständig zu fühlen. Das geht ganz allein in die Verantwortung deiner Mutter, allenfalls deiner Eltern." „Aber Mama hat mich doch gebraucht ..." „Ja, und was hättest *du* gebraucht? Ich erlebe dich wie ausgehungert nach Zuneigung und Verständnis. Und weißt du, was ich glaube? Du hast dich all die Jahre immer wieder selber verletzt und dir Schmerzen zugefügt, um dich irgendwie zu fühlen. – Und

was da alles war oder angeblich war an Missbrauch, den du erleben musstest, – das sehe ich nur als einen Teil von ganz vielen Übergriffen und Überlastungen, die du ertragen musstest." Mareikes Gesicht bekommt Ausdruck, sie richtet sich auf und schaut mir ernst in die Augen: „Und warum war mir das mit Rolf so wichtig?" „Weiß ich nicht, kann ich nur ahnen, aber ich glaube, dass du so früh in deinem Leben sexuelle Erfahrungen gesucht hast, weil du etwas vermisst hast und weil du geglaubt hast, es so zu bekommen – und natürlich hast zunächst nicht *du* diese Erfahrungen gesucht, sondern sie sind dir aufgedrängt worden, und du konntest nicht Nein sagen. Du durftest dich ja nie abgrenzen ..." Und mit Papier und Farben, mit Schaum und Makulatur arbeitet Mareike heraus, was ihr so gefehlt hat. Die Sehnsucht nach Nähe: Dafür malt sie ein Nest; die Sehnsucht, körperlich gehalten zu werden: Dafür malt sie dicke ineinander verschlungene Bahnen in warmen Farbtönen; die Sehnsucht nach Zärtlichkeit: Die schaut währenddessen aus ihren Augen. Und sie malt die Falle, in die sie getappt ist: Immer war es letztlich „nur" auf den Körper beschränkte Sexualität, keine dauerhafte Liebe, keine Geborgenheit, keine Sicherheit, – dafür Ängste, Ausgenutzt-Werden, Schuldgefühle – wie gesprengt fliegen an diesem Punkt die Farben über das Blatt und finden keinen Halt und keinen Zusammenhang.

Von diesem Zeitpunkt an war die Mauer zwischen uns gefallen, wir hatten ein Ziel, wir teilten eine Wahrheit. Und die Therapie gestaltete sich tief berührend für uns beide, anstrengend bis hin zu völliger Erschöpfung. Mareike wurde zunehmend bunter und lebendiger, ihre Augen bekamen Glanz, ihre Hände und Füße wurden warm, die Beschwerden des Körpers verschwanden ...

Die Grenzen der Therapie

Wo enden die Möglichkeiten, durch eine psychosomatische Therapie – wie ich sie oben beschrieben habe – etwas in gutem Sinne zu ändern? Vielleicht taucht auch die Frage auf: Wo und wann besteht keine realistische Möglichkeit, etwas zu erreichen?

Es gibt ganz handfeste Gründe, die Therapien unmöglich machen oder einschränken. Zum Beispiel „interessante" Einschätzungen des Medizinischen Dienstes der Krankenkassen, die die Geschichte des Kindes nicht berücksichtigen. Aufgrund dieser „kurzsichtigen" Einschätzungen erfolgen dann Ablehnungsbescheide oder nicht verlängerte Kostenzusagen der Krankenkassen.

Es gibt auch Kinder, deren zu niedrige Intelligenz ein verändertes, darauf abgestimmtes Konzept benötigt, welches dann in einem angepassten therapeutischen Rahmen ein gemeinsames Arbeiten und Aufbauen von Zukunft möglich macht.

Andere Kinder haben entweder ein so schwaches und wenig steuerbares Gefühlsleben oder ein so massiv auffälliges Sozialverhalten, dass sie durch verhaltensverändernde und verhaltenssteuernde Therapien besser unterstützt werden können.

Und es gibt Kinder, deren körperlicher Anteil an der (psychosomatischen) Erkrankung so groß und zeitweise bedrohlich ist – wie bei psychosomatischem Asthma, Diabetes Typ I, chronischen Darmerkrankungen – dass die im Vordergrund stehenden klassischen medizinischen Maßnahmen und Klinikaufenthalte immer wieder zu einer Unterbrechung der seelischen Entwicklung und zu einem Rückfall in altes Fühlen, Erleben und Verhalten führen. Leider gibt es noch zu wenig Kliniken, in denen sozusagen alles in einer Hand liegt: das körperliche Geschehen zusammen mit dem seelischen Hintergrund und das aktuelle seelische Befinden mit der sich daraus sinnvoll ergebenden Therapie.

Grenzen in der therapeutischen Arbeit werden ganz praktisch auch dort gesetzt, wo Eltern weit entfernt wohnen und die vielleicht einzige gemeinsame wöchentliche Stunde mit so vielen aktuellen Fragen ausgefüllt ist, dass für eine umfangreiche innere Arbeit und Veränderung der Eltern keine Chance bleibt.

Grenzen werden auch durch die Persönlichkeit der Eltern gesetzt. Manchmal haben sie so schwere Störungen ausgebildet durch das Leid, welches sie erleben mussten, dass Fühlen und Verständnis für die inneren Zustände ihres Kindes und die Abläufe der Therapie fast nicht möglich sind.

Benjamin ist 8 Jahre alt. Seine Mutter bringt ihn zu uns, weil sie „am Ende" ist. Durch die bisher ambulant behandelnden Ärzte ist Benjamin *als hyperaktives Kind mit schweren Konzentrationsstörungen und rezidivierenden Kopfschmerzen* eingeschätzt worden. Die Mutter berichtet, in der letzten Zeit seien immer wieder Kopfschmerzen aufgetreten und Benjamin sei oft „einfach abwesend". Genau dieser Eindruck drängt sich mir in den ersten Tagen in der Klinik immer wieder auf, sobald ich mit Benjamin zusammen bin. – Inzwischen ist eine umfassende medizinische Diagnostik gelaufen, und wir können sicher sein, dass Benjamin im klassischen Sinne körperlich gesund ist. – Benjamin reagiert zwar sofort, wenn man ihn anspricht, ihn um etwas bittet oder ihm etwas erklärt, aber er nimmt es auf wie ein kleiner Roboter, nickt, wiederholt, worum es geht, aber er ist nicht wirklich da. Er verliert sich in einer Unruhe, die ihn wie getrieben hin und her laufen lässt. Und nur manchmal, wie ein Aufblitzen in seiner Seele, spüre ich, wie ich zu ihm durchdringe und er mich wirklich als Person wahrnimmt. Am häufigsten sind diese Momente, wenn er in der Hängematte liegt, ich ihn anschaukele und leise davon erzähle, wie es mir mit ihm geht, dass ich ihn suche, aber nicht wirklich finde. Und ich erzähle Geschichten von verzauberten Prinzen, die in Keller eingeschlossen, von Drachen bewacht, auf ihre Befreiung warten. Andächtig hört er zu! Die Tage vergehen, und ab und zu schiebt sich seine Hand in meine und die Augen werden wacher, intensiver, ruhiger. In dieser Zeit erfahre ich viel aus seiner Geschichte: Der Vater hat die Familie früh verlassen. Die Mutter war traurig, aber nicht wirklich böse darüber: Der gewalttätige, umtriebige Mann mit seinen ständig wechselnden Freundinnen hatte das Familienleben allabendlich zur Hölle gemacht. Benjamin wurde gezeugt, als das Ehepaar schon nicht mehr zusammen lebte, sich aber traf, um die Abwicklung der Scheidung und den Unterhalt von Benjamins älteren Geschwistern zu besprechen. Die Mutter erlag an diesem Tag, wie so oft, dem Charme des schillernden Mannes. Als sie feststellte, dass sie schwanger war, fühlte sie tiefe Befriedigung: Es würde ein Sohn werden, eine neue, junge Ausgabe von dem Mann, den sie einmal so geliebt hatte. Und er würde ihr allein gehören, ihr ganz allein! – Benjamin wurde groß, wie ein Anhängsel seiner Mutter, nicht wie eine eigenständige Person mit eigenen Wünschen und Bedürfnissen. Sie wusste alles über ihn, tat alles für ihn, entschied alles ... Sie bestimmte seinen Speisezettel, badete ihn auch noch mit acht Jahren. Erstmals fiel Benjamin durch seine ängstliche Unruhe auf, als er gut ein Jahr alt war. Im Kindergarten machten die Erzieherinnen die Mutter auf seine Unselbstständigkeit aufmerksam, seine Bewegungsunruhe, sein Unvermögen mit im Kreis zu sitzen oder zu malen, auf seine „linke" Art, schwächere Kinder zu treten, wenn keiner hinschaute ... Die Zeit der Grundschule muss für den Jungen ein Martyrium gewesen sein: Von den Lehrern beständig gemahnt und mit Strafarbeiten belegt, von den Mitschülern verlacht. In den letzten Monaten beobachtete ihn seine Mutter Tag für Tag dabei, wie er sich vor die geöffnete Tür seines Kleiderschrankes setzte und mit einem imaginären Wesen namens Igli sprach ...

Als wir uns vorsichtig zusammen das Drama anschauen, welches sich da seit vielen Jahren angekündigt hat, ist die Verzweiflung und Abwehr der Mutter groß. Und es wird sehr deutlich, wie sehr ihr Selbstwert, ihre gesamte seelische und körperliche Stabilität davon abhängt, dass dieses Kind von ihr abhängig ist. Acht Jahre hat sie nun für den Sohn gelebt – sollte er sich von ihr innerlich oder äußerlich trennen, ist ihr Leben sinnlos. Ähnlich stark, aber letztendlich zerstörerisch hängt der Junge an der Mutter, und jeder Impuls oder Gedanke an eine kritische Auseinandersetzung mit ihr machte ihm Angst und riesige Schuldgefühle. Also müssen zunächst „kleinere Brötchen gebacken werden". Sie sahen zum Ende der Therapie folgendermaßen aus: Der Junge ist wieder weitgehend in der Welt. Die Kopfschmerzen sind nur noch sehr selten aufgetreten. Eine Nachmittagsbetreuung in einer Gruppe Gleichaltriger wird seine Fähigkeit fördern, mit anderen Kindern zurechtzukommen. Eine ambulante Therapie ist zwar angesprochen, kann aber noch nicht akzeptiert werden. Aber ein offen benanntes Problem bietet – auch ohne direkte, unmittelbare Lösungen – die Chance zur Veränderung in der Zukunft. Benjamins Unruhe ist Ausdruck seines seelischen Zustandes und wird sich vermutlich nur mit diesem zusammen positiv verändern.

Bedrückend ist für uns Therapeuten das, was wir mit „erzähl einem Blinden etwas von Farben" umschreiben. Es macht uns ratlos und oft traurig: Da stehen wir und möchten vermitteln, wie wichtig Gefühle und ein guter, achtsamer Umgang mit ihnen ist. Wir möchten vermitteln, wie überlebensnotwendig es für Kinder ist, in den Gefühlen gesehen zu werden und sie mit jemandem zu teilen, sie auszutauschen. Wir möchten vermitteln, wie alle Wahrnehmung, unser Denken und Handeln durch sie bestimmt werden, wie unsere Fähigkeit, ein gelassenes erfülltes Leben zu führen, sinn-voll zu leben, von ihnen abhängt. Zum Teil haben wir eigene schwierige Geschichten, die uns irgendwann zu „Betroffenen" gemacht haben. Und wir haben an unseren Überzeugungen und unserem Wissen und an dem Wunsch, das alles mit den Eltern zu teilen, lange und hart gearbeitet. Da stehen wir und möchten nichts lieber, als von diesen „Farben" erzählen, von dieser Energie, die in *den* Menschen sprudelt, die sich in ihren Gefühlen kennen. Und wir möchten von der riesengroßen Chance erzählen, die sich jetzt für alle auftun kann. Und dann – „kommen wir nicht durch", „kommen nicht an", reden „aneinander vorbei", finden keinen „gemeinsamen Boden", sprechen „verschiedene Sprachen". Manchmal bewirkt unsere offen und ehrlich gezeigte und benannte Trauer, Verunsicherung und unser tiefes Wollen, dass auf intuitiver Ebene zwischen uns und den Eltern doch noch das geschieht, was jeder Mensch schon im ersten Lebensjahr erleben sollte: Ein Gefühl wächst zwischen uns, Zutrauen, Vertrauen, Verständnis, tiefe Sympathie und der Wunsch, ein Stück zusammen zu gehen. Diese kostbare Erfahrung markiert immer einen Wendepunkt in der Geschichte des Kindes und der Familie.

In einem letzten, aber nicht unwichtigen Punkt, komme ich zu den Grenzen, die im Therapeuten liegen. Sicherlich gibt es auch hier wieder die „objektiven" Grenzen wie Ausbildung, Zeit, Möglichkeiten der Institution. Aber viel wichtiger sind die inneren Grenzen. Und die gilt es zu kennen und ständig zu überprüfen: Wenn ich unbelastet und ausgeruht bin, traue ich mir zu, die schwersten Erfahrungen mit den Eltern zu tragen. Habe ich selber Trauriges erlebt und bin dadurch verletzt, dünnhäutig, erschöpft, dann muss ich genau im Blick haben, was möglich ist. Ich muss Einschränkungen deutlich benennen und eventuell die Probleme in mehrere „Happen" aufteilen, um dann die Bereiche zu bearbeiten, die zur Zeit bearbeitet werden können. Die Probleme, denen ich mich zur Zeit nicht widmen möchte oder kann, verweise ich an Kolleginnen oder Kollegen, von denen ich weiß, dass sie damit umgehen können.

Jutta ist Psychotherapeutin und liebt ihre Arbeit. Sie behandelt überwiegend junge Mädchen und Frauen mit Missbraucherfahrungen, da sie sich auf diese Thematik spezialisiert hat. Als sie schwanger wird, schraubt sie die Zahl der Stunden, die sie in der Woche arbeitet, ein wenig zurück und geht davon aus, so bis zum Mutterschutz weiterarbeiten zu können. Eines Tages meldet sich telefonisch bei ihr eine Frau und bittet um einen ersten Termin. In diesem Gespräch berichtet die Frau, sie sei schwanger, habe aber ungeheure Angst vor dieser Schwangerschaft und vor der Geburt, da sie ein erstes Kind in der 16. Schwangerschaftswoche verloren habe, und das zweite im 8. Lebensmonat am plötzlichen Kindstod. Jutta spürt eine Welle von Mitleid und Sympathie für die andere Frau – und entscheidet trotzdem, dass sie nicht deren Therapeutin werden kann. Sie empfiehlt eine Kollegin, die ebenfalls Erfahrung in diesem Bereich hat.

Auch dem Kind vermittele ich in der Therapie meine inneren Grenzen: „Pass auf, ich sehe, dass du kämpfen willst, aber ich mag jetzt nicht herumtoben, weil ich traurig bin und ein wenig müde. Ich war gestern bei meiner Tante, die in der Nacht davor gestorben ist. Ich mochte sie sehr. Ich muss das erstmal verdauen. Morgen bin ich bestimmt wieder besser drauf, dann holen wir das Kämpfen nach, wenn du dann noch Lust dazu hast. Oder wir fragen jetzt Veronika, ob die mit dir kämpfen mag."

Mit diesem offenen Benennen unserer Gefühle und Sorgen belasten wir Kinder nicht, sondern wir sprechen eine Realität aus, die das Kind sowieso spürt. Gleichzeitig erlebt das Kind unsere Fähigkeit, uns ernst zu nehmen und mit unseren Gefühlen gut umzugehen. Wir sind damit Modell, wie man sich fühlen, ernst nehmen und wieder regeln und stabilisieren kann. Oft bemühen sich Eltern, alle Probleme, jedes negative Gefühl von ihrem Kind fernzuhalten. Aber so kann es nicht lernen, mit schwierigen Gefühlen und Situationen umzugehen, die nun mal niemandem im Leben erspart bleiben. Aber natürlich muss gut sortiert werden, was genau ich dem Kind erzähle oder ob ich nur mein Befinden allgemein benenne.

Die Kraft und den Optimismus, verworrenste Bezüge und katastrophale Situationen in einem guten Sinne verändern zu helfen, schöpfen Therapeuten sicherlich aus den unterschiedlichsten Quellen. Aber es gibt eine Quelle, die spannend, aufbauend und sogar sehr vergnüglich ist:

Die Chaostheorie, deren prominentester Verfechter Albert Einstein war, weist uns darauf hin, dass neue Ordnung, überhaupt alles Neue, nur entstehen kann, wenn Altes zusammenbricht, wenn wir den Mut haben, Altes zusammenbrechen zu lassen. Das Aushalten von Zeiten des Umbruchs und der Verwirrung ist Voraussetzung für etwas Neues, Besseres, welches sozusagen aus sich heraus und in der Folge ohne unser aktives Zutun wächst. Dann steigen wir, beziehungsweise unsere Patienten, wie „Phönix aus der Asche"! – Aber bevor unter uns Therapeuten nun die – auch noch wissenschaftlich untermauerte – Begeisterung ausbricht und wir uns entlastet zurücklehnen, weil wir nun Durcheinander anrühren und dann auch noch einfach zuschauen dürfen, müssen wir etwas in den Blick nehmen, was uns mahnt, bescheiden und sorgsam zu bleiben: Es gibt Kräfte in jedem Menschen, jeder Familie, jeder Gesellschaft, die sich einer grundsätzlichen Veränderung entgegenstellen. Wissenschaftlich könnte man sie als Kräfte *der positiven Rückkopplung*[3] bezeichnen. Ganz praktisch sind das die Kräfte der Angst, der Flickschusterei, also des ewigen Reparierens und Stützstreben-Einziehens, des Schönredens, Wegschauens, Verleugnens, des Umdeutens. Unangenehme Wahrheiten sind

---

[3] In einem systemtheoretischen Zusammenhang darf *positive Rückkopplung* nicht als etwas grundsätzlich zu Begrüßendes verstanden werden.

nicht beliebt! Und der Überbringer einer solchen wurde bei den alten Griechen nicht selten kurzerhand umgebracht ...

Mütter und Väter, die in den Therapien fühlen und verstehen, dass jetzt eine grundsätzliche Veränderung eintreten muss, sehen sich nicht selten einer Flut von empörten oder vorwurfsvollen Gegenargumenten ausgesetzt: „Was, ihr wollt euch trennen? Denkt an die Kinder!" (Als hätten nicht gerade die unter dem jahrelangen Streit und der Kälte gelitten.) – „Was soll das heißen, ich soll mich mehr raushalten? Ist das der Dank für meine Hilfe?" (Aus der Erfahrung heraus weiß die Schwiegermutter, dass nichts so wirkt, wie die Schulgefühle, die sie verbreitet.) – „Sie erwarten, dass ich mehr auf Ihr Kind eingehe? Was denken Sie sich eigentlich – bei achtundzwanzig Schülern!?" (Üben Sie mal, sich bei „Autoritäten" durchzusetzen!) – „Du willst wieder arbeiten gehen? Genau daran verkommen heute die Kinder!" (Wie gesagt: Nichts ist beliebter als Schuldzuweisungen!) – „Das soll ich alleine machen? Du hast mir doch sonst immer geholfen!" (Ja, aber alles ändert sich, – sogar eine Mutter ...) – „Warum sagst du jetzt Nein? Das hast du doch sonst nie getan!" (Aber Magenschmerzen bekommen ...) – „Was, du willst allein in Urlaub! Wie egoistisch du auf einmal bist!" (Gönnen Sie sich Ihre Portion Egoismus, das heißt nur, dass sie endlich auch an sich selber denken.) – „Das schaffst du nie! Du hast noch immer klein beigegeben, wenn es schwierig wurde!" (Das ist ein aggressiver Angriff unter die Gürtellinie. Am besten die Abwertung überhören und handeln!)

Gedanken zum Abschluss

Man kann alle psychologischen Theorien gelernt haben, alle „wissenschaftlich bewiesen" nützlichen Therapieformen beherrschen, Tests durchführen, Fragebögen einsetzen – und doch vom Leid der Menschen, ihren Wünschen und Sehnsüchten, ihren Freuden, ihrer Scham und Schuld, ihrer Angst und Not nichts spüren und nichts verstehen. Das Gefühl – und damit die Seele – des *anderen* erreichen wir nur mit *unserem* Gefühl, mit *unserer* Seele. Und die „kranke Seele" – und mit ihr der kranke Körper – lässt sich nur heilen, wenn sie sich verstanden fühlt und wenn sie Anknüpfungspunkte in den lebendigen, kraftvollen Seiten unserer Seele findet, – „Gleiches sucht Gleiches" und „Gleiches erkennt Gleiches"[4]. – Die „Gefühlssprache", also die ausdauernde, hinspürende, gelassene, aufnehmende Zwiesprache mit allen Lebensäußerungen des anderen, heilt die alten Wunden und gibt Mut und Kraft zu Neuem. Maßnahmen, die rein auf „Symptomfreiheit", auf Veränderung ausschließlich des Verhaltens, auf „Anpassen", auf „Korrektur" zielen, verfehlen den Menschen. Lösungen sind oft verblüffend einfach, Veränderungen vollziehen sich erstaunlich schnell, und liebevolle Zuwendung ist hilfreicher als jeder Therapieplan.

Erfreulich ist, dass das, was Künstler, Märchenerzähler, Schamanen und andere Heiler und alle „seelenvollen" Menschen seit jeher „wussten", jetzt auch durch die Wissenschaft bestätigt wird. Sie stellt – zumindest in einigen Fachdisziplinen – den Menschen nicht mehr außerhalb des übrigen Universums und verbindet in ganzheitlichen Visionen die grundlegenden Fragen des Menschseins mit physikalischen, astronomischen und biologischen Erkenntnissen. Wissenschaftler anerkennen das Leben des einzelnen Menschen, sein Fühlen, Denken, Handeln als ein untrennbares lebendiges Ganzes und führen uns dieses selbst noch im Kleinsten, in den Erkenntnissen der Quantenmedizin und der Nanophysik, vor Augen.

---

[4] Wer mehr darüber lesen möchte, schaue bei Ciompi, L., Warnke, U., Einstein, A. Prigogine, I. u.a.)

„Gefüllte" innere Ruhe und „reiche" Ausgeglichenheit sind Zustände, wie ich sie mir am Ende der Therapien für die Kinder wünsche. Sie führen zurück zu den „seligen" Empfindungen des inneren Gleichgewichts der frühen Kindheit und knüpfen an sie an. Diese Ruhe und Ausgeglichenheit ist Drehkreuz, Ausgangspunkt oder auch die Null-Linie von der aus kraftvolle Eskapaden zu höchsten Leistungen – auf welchem Gebiet auch immer – gestartet werden können, aber auch – in der Gegenbewegung – Entsetzliches oder Schweres ausgehalten und verarbeitet werden kann.

Raum für Notizen:

Raum für Notizen:

Raum für Notizen:

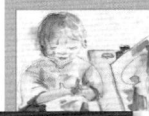
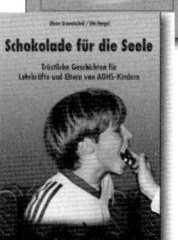